Ernst Hürlimann's Menschengedenken
So ein Leben

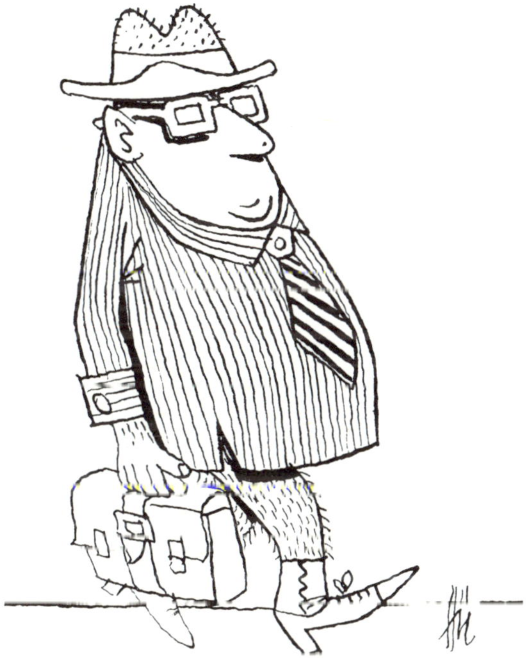

Der Vergeßliche

Edition Cetal® retard

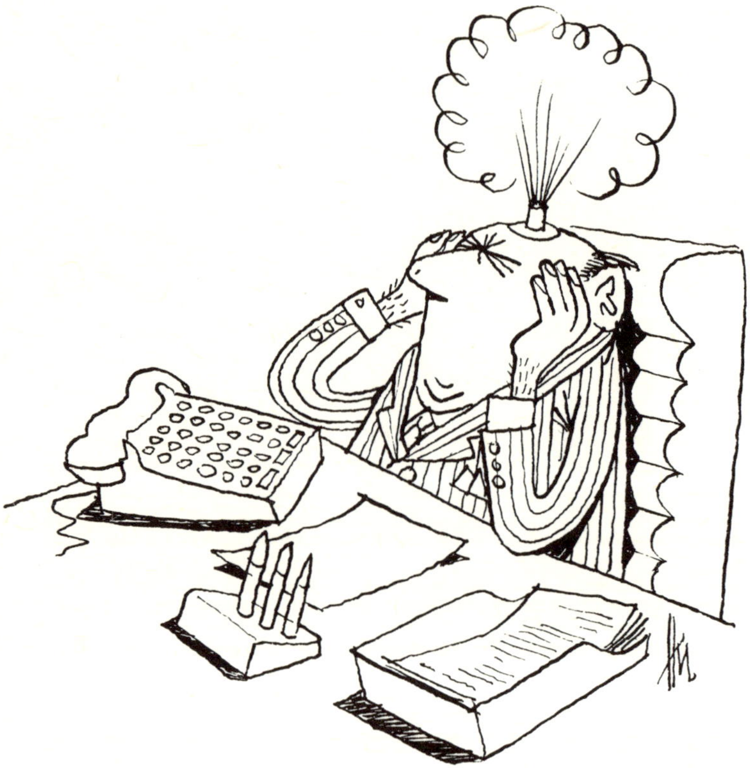

Irgendwann kommt es einem vielleicht seltsam vor:
die Enge im Kopf – die Lücken – und unmotivierter Kopfdruck.
Ob da mal kräftig gelüftet werden muß?

Wo ist der Wasserfall?

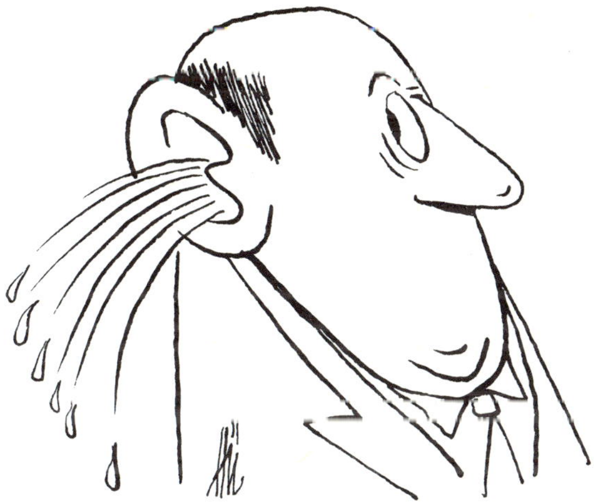

Oder: was rauscht da in den Ohren so dumpf?
– Kennen Sie das auch?

Ölwechsel

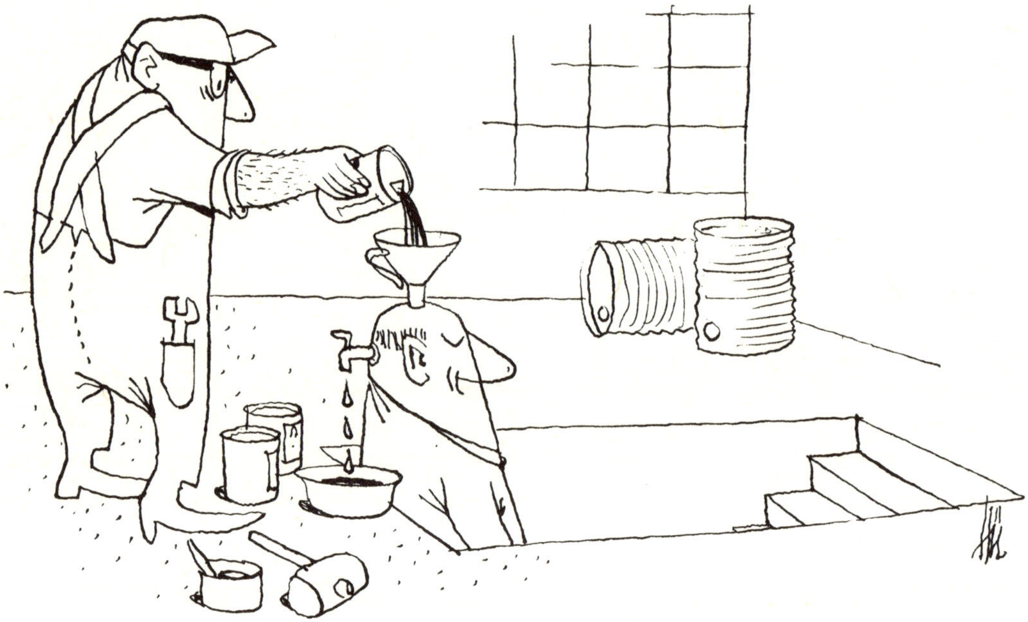

Man müßte einfach manchmal ganz neues »Öl«
einfüllen können und wieder einmal abschmieren.
Vielleicht ab und zu defekte oder verstopfte Leitungen austauschen.
– Oder geht das auch anders?

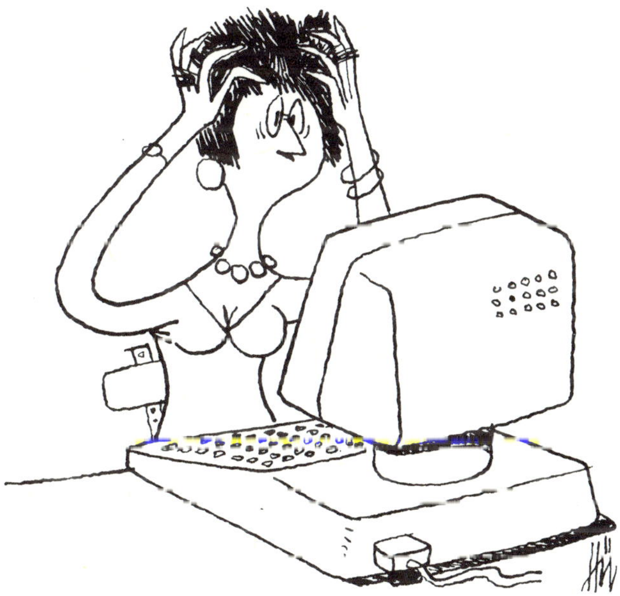

Sehen, Hören, Lesen – Speichern.
Wie soll man auch sonst alles aufnehmen?
Nur sollte es leichter gehen – das Merken,
Behalten und Speichern.

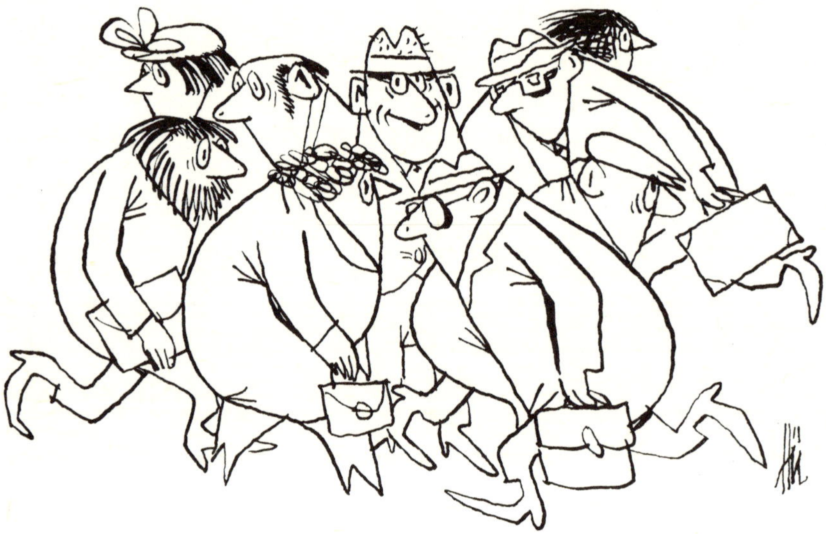

Menschen sprechen dich an. Sind freundlich.
Aber das Tempo. Ich kann nicht so schnell.
Denken – geht das immer so langsam?

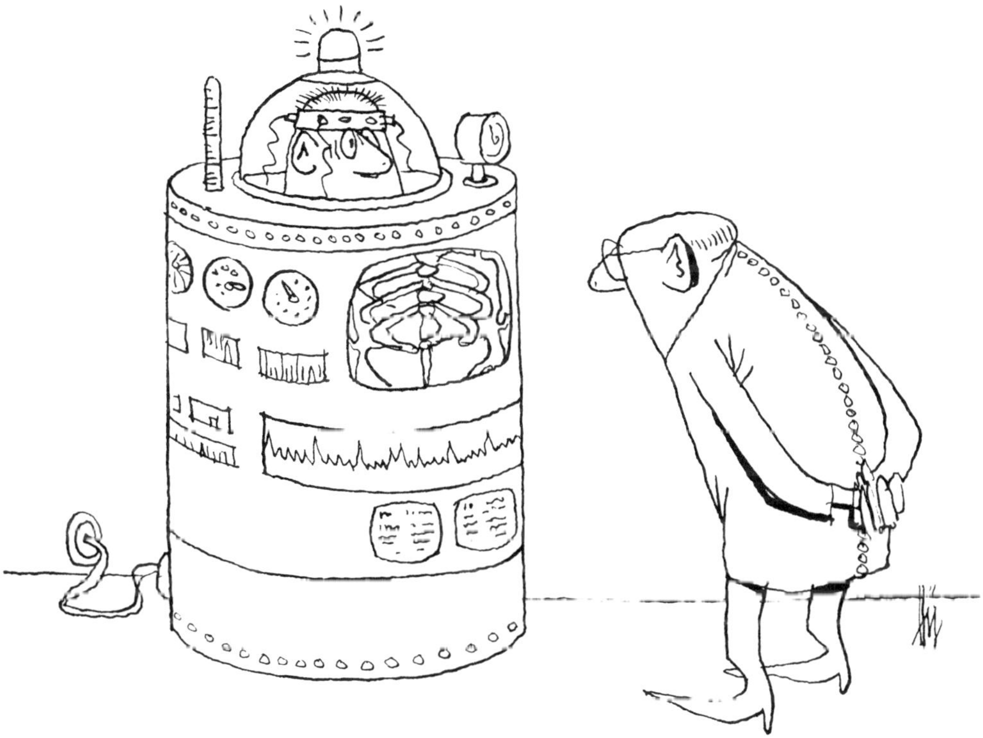

Der Menschen-TÜV ist doch keine Vision.
Man muß was tun. Man **muß** was tun.
Ein Glück, daß es noch Chancen gibt.

Also ran!

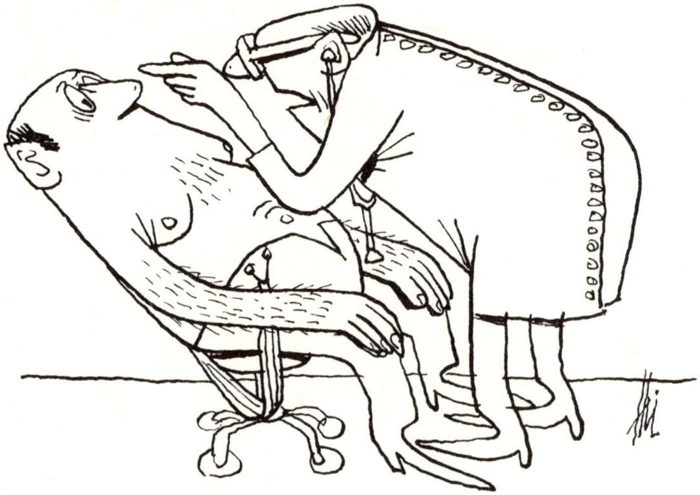

Schlaue Ratschläge vom Menschen-TÜV wie z. B.
– mal wieder ordentlich durchlüften oder
– endlich das Blut in Wallung bringen und natürlich
– den Denkapparat trainieren. Lassen wir's damit gut sein.
Man soll ja nichts übertreiben. Nicht wahr?!

Illustrationen: Ernst Hürlimann
Text: Joachim Herchenhan

Edition Cetal° retard
Freiburg, September 1986

Ernst Hürlimann's

LEBENSHILFEN

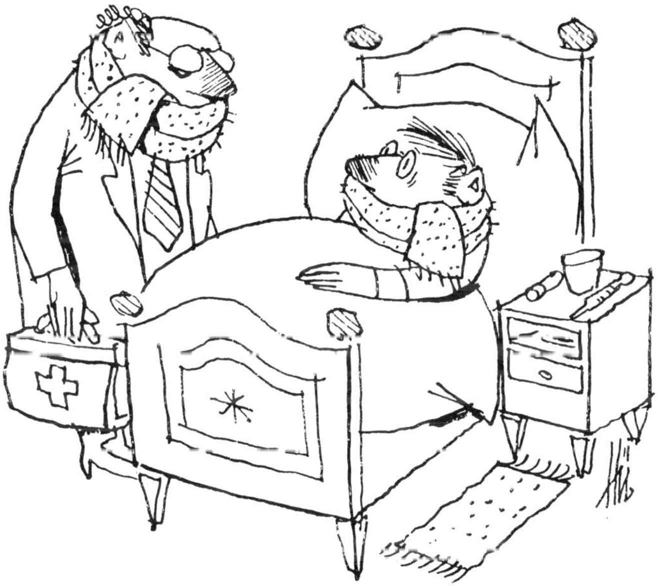

GESUNDHEIT

Süddeutscher Verlag

Einführung:

MERKE: Die »Lebenshilfe für Gesundheit« will weder der Schulmedizin noch den Naturaposteln ins Handwerk pfuschen. Sie soll lediglich auf ihre Art mit Rat und Tat dazu beitragen, der Gesundheit zu dienen.

Der Autor

... und dies ist das »Lebenshilfe«-Angebot:

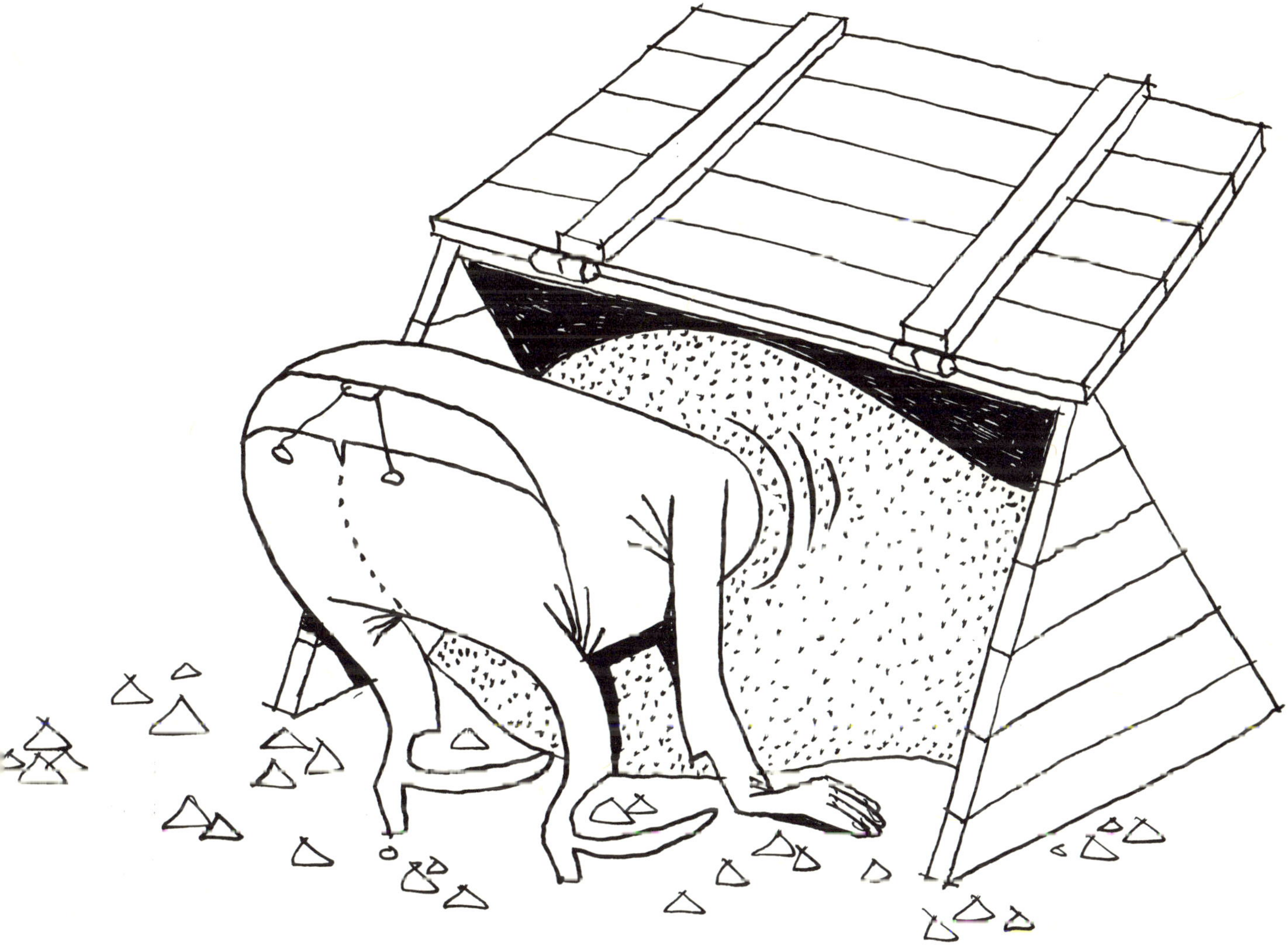

Es ist nicht ratsam, zu diesem wichtigen Thema einfach den Kopf in den Sand zu stecken . . .

Wege zur Gesundheit

MERKE: MACHEN SIE SICH FREI VON DEN ZWÄNGEN UNSERER ZIVILISATION:

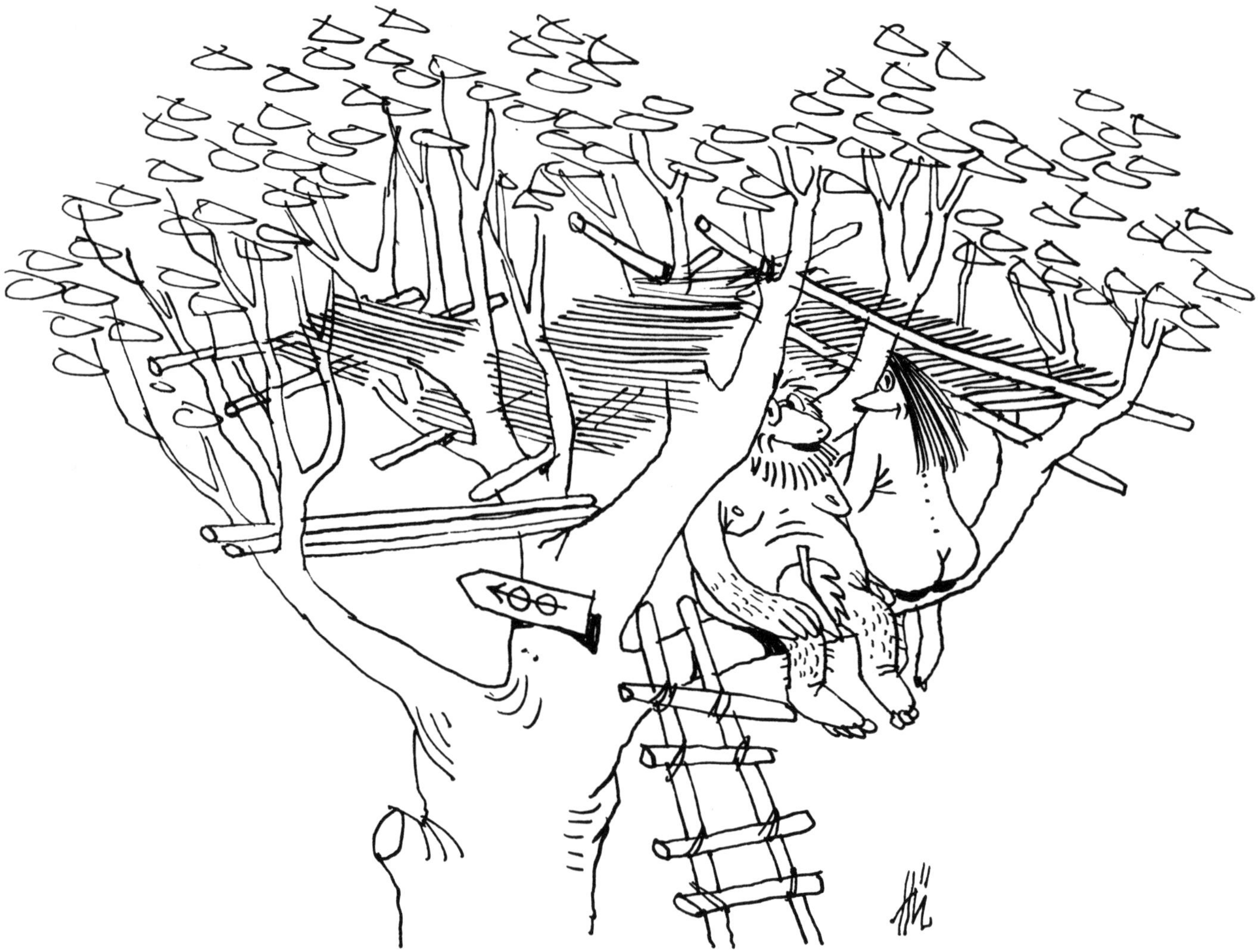

Kehren Sie zurück zur natürlichen Lebensweise...

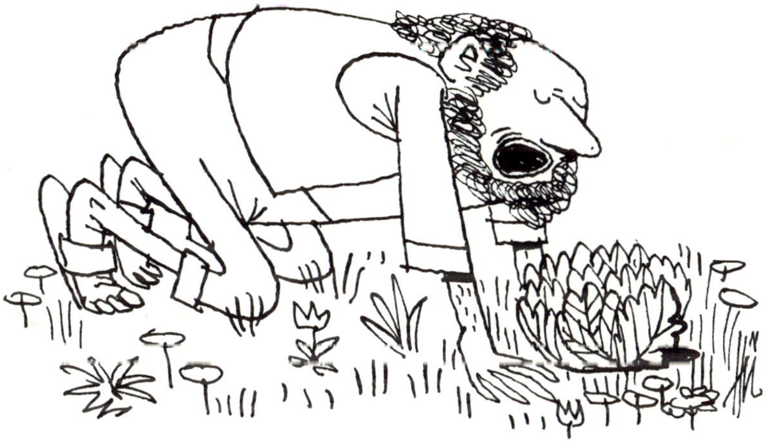

. . . und ernähren Sie sich vernünftig.

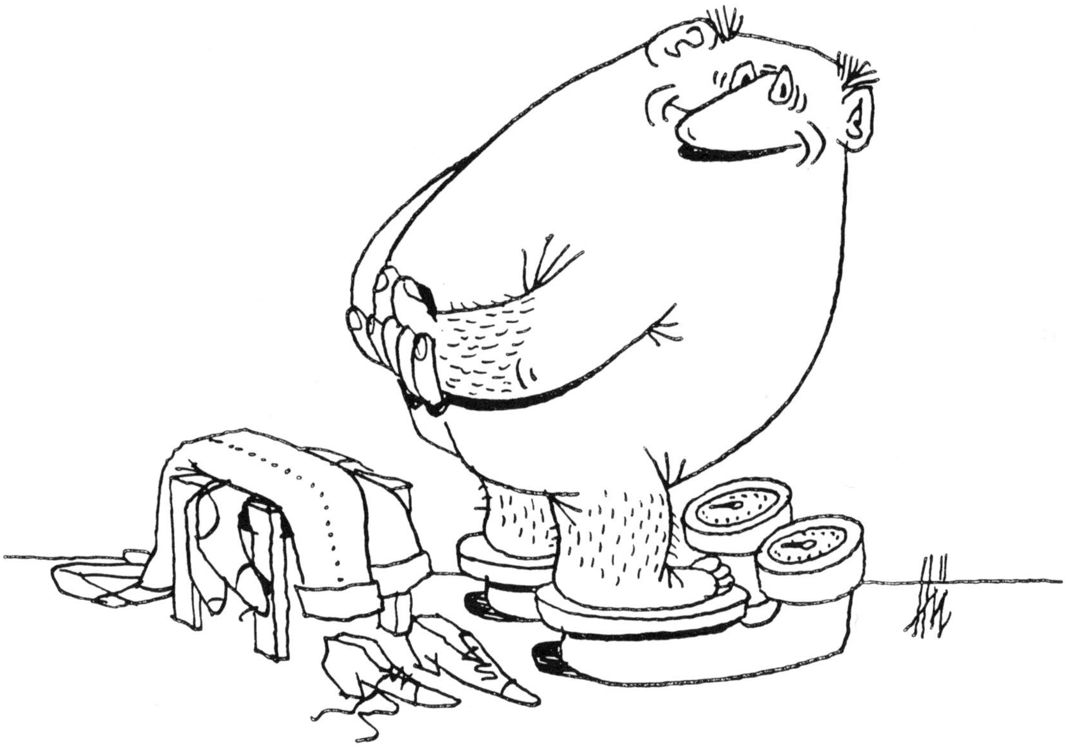

Vermeiden Sie Übergewicht . . .

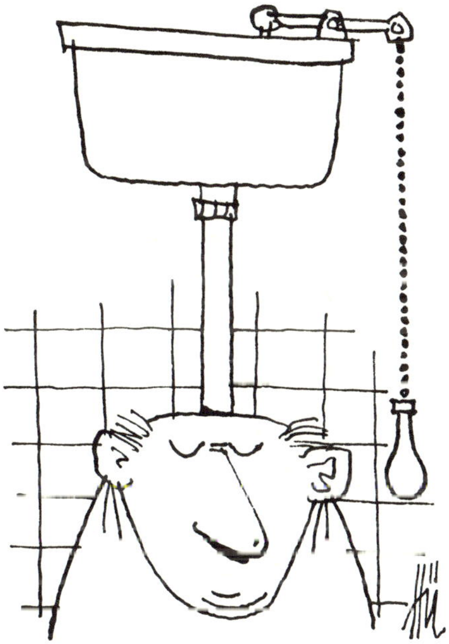

. . . und achten Sie auf regelmäßige Verdauung.

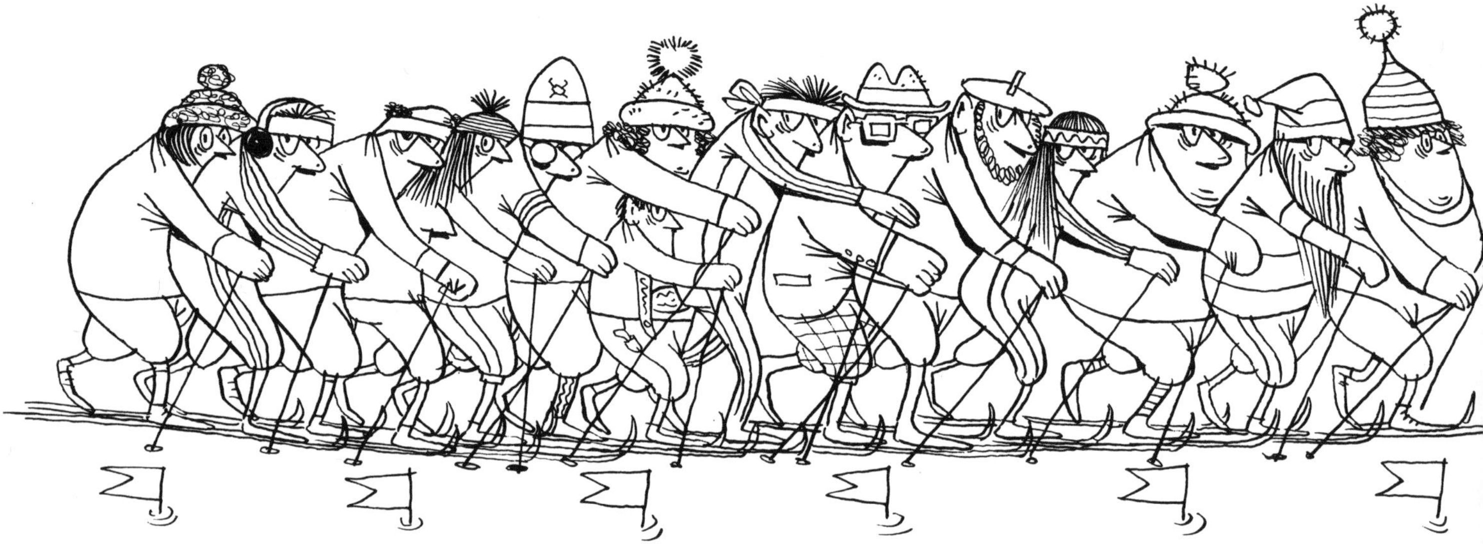

Bewegen Sie sich viel an frischer Luft . . .

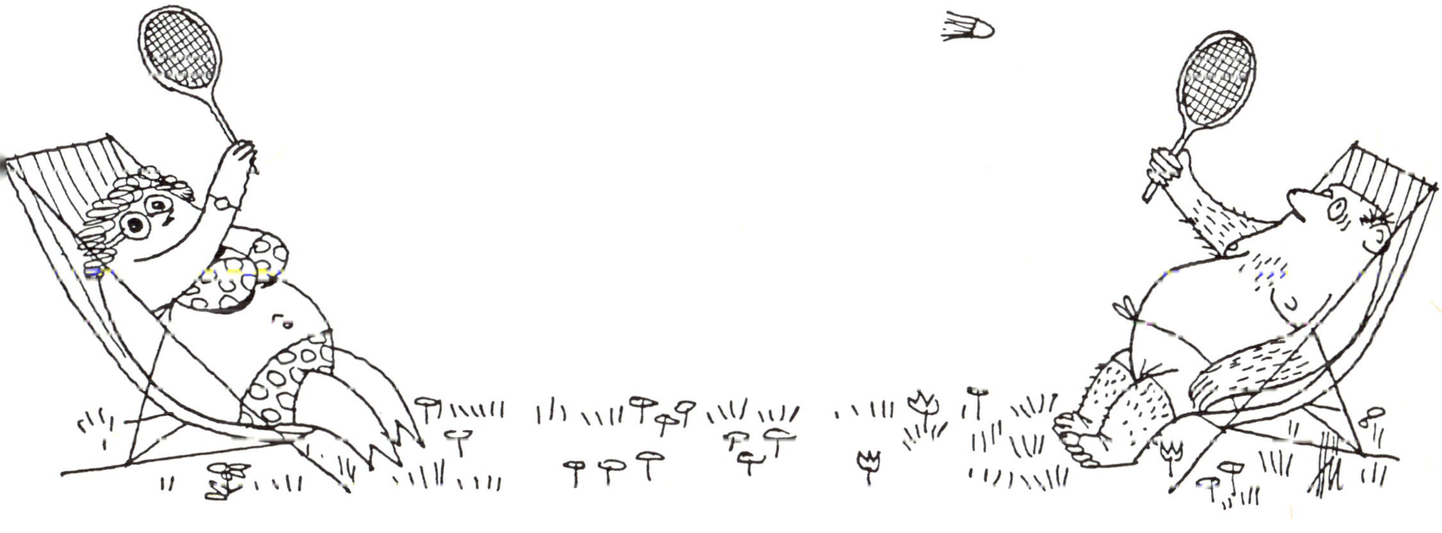

. . . und widmen Sie sich ausgiebig Sport und Spiel.

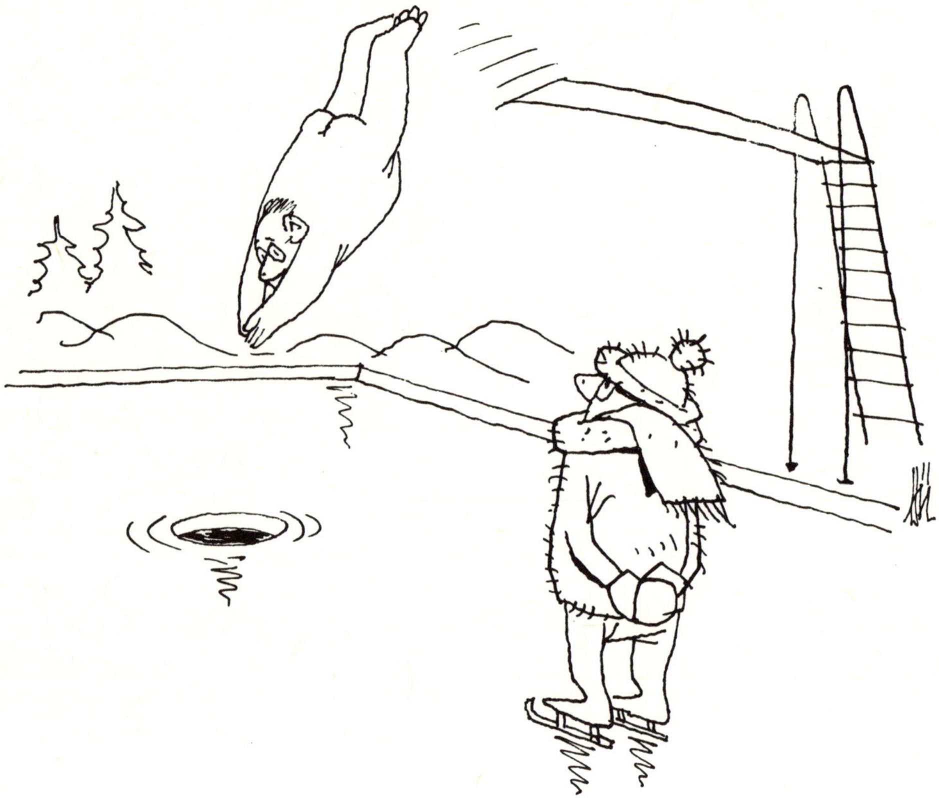

Sehr zu empfehlen sind Abhärten...

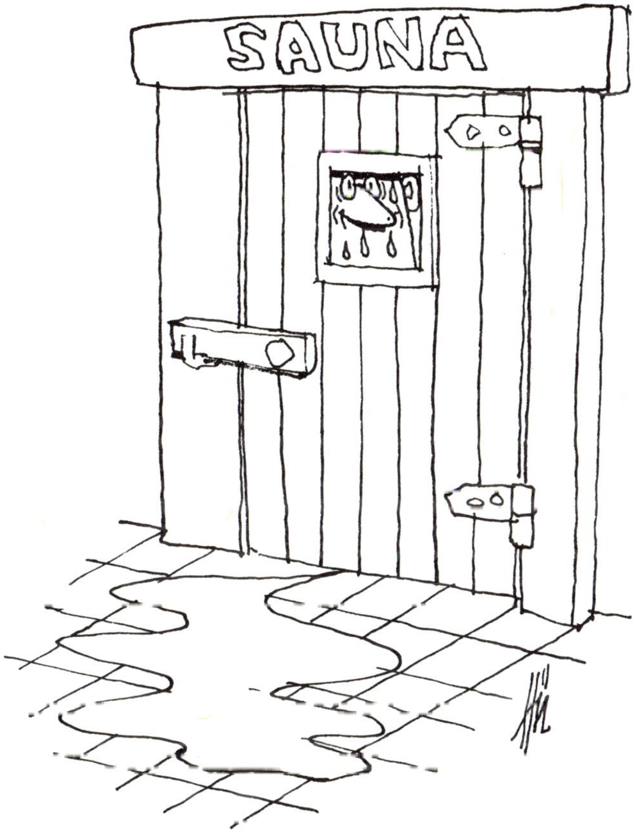

. . . und Schlankschwitzen.

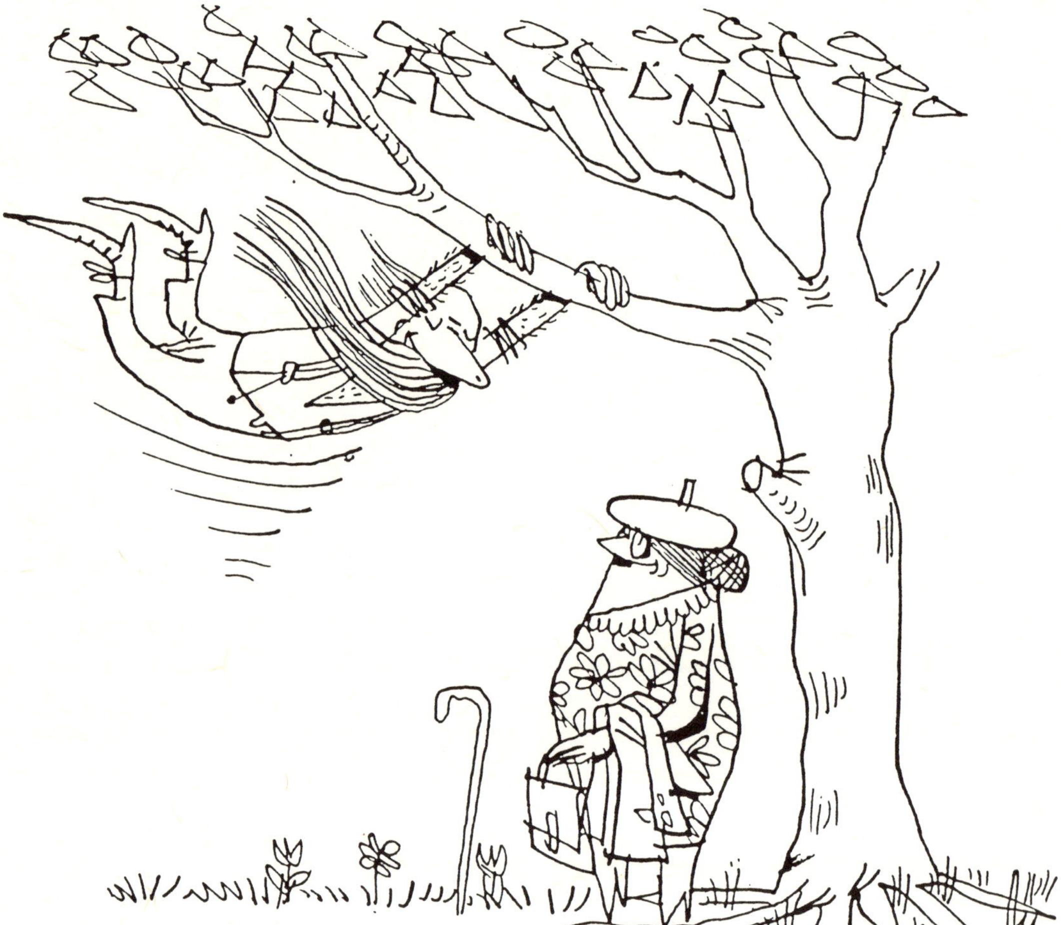

Nützen Sie die Möglichkeiten zum Fitnessen . . .

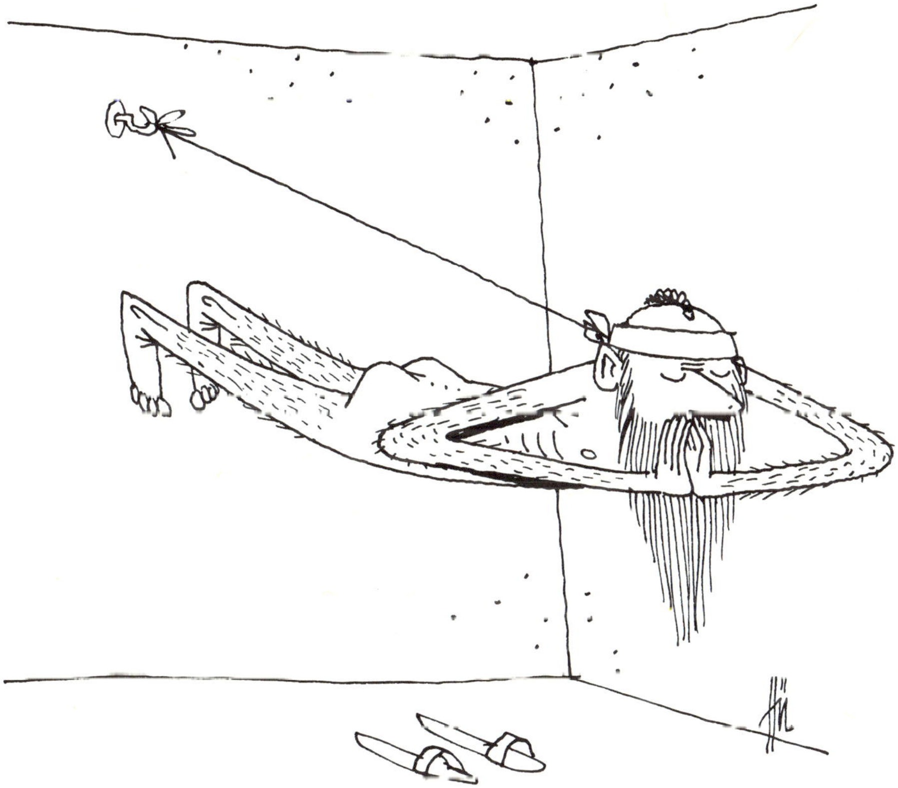

. . . oder zum Meditieren.

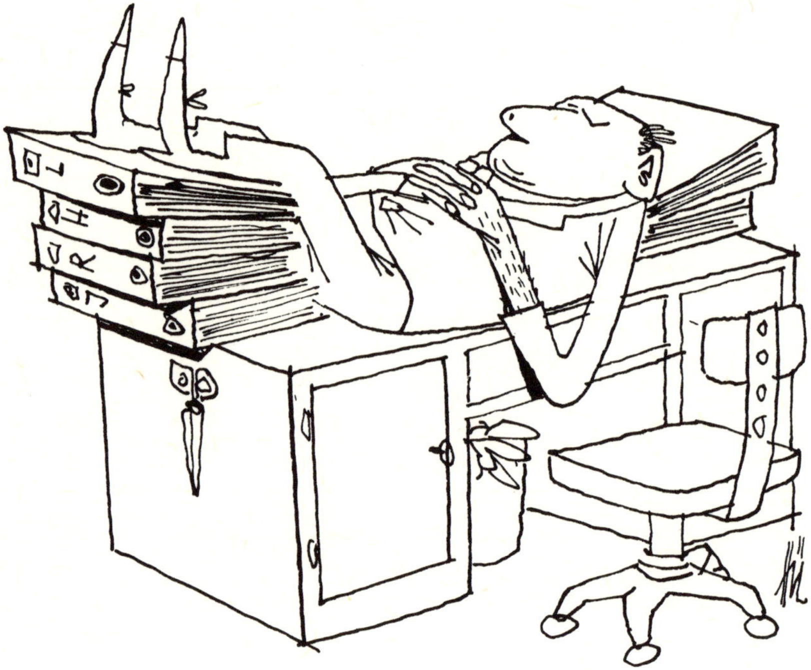

Richten Sie Ihren Lebensablauf nach den Gegebenheiten ein . . .

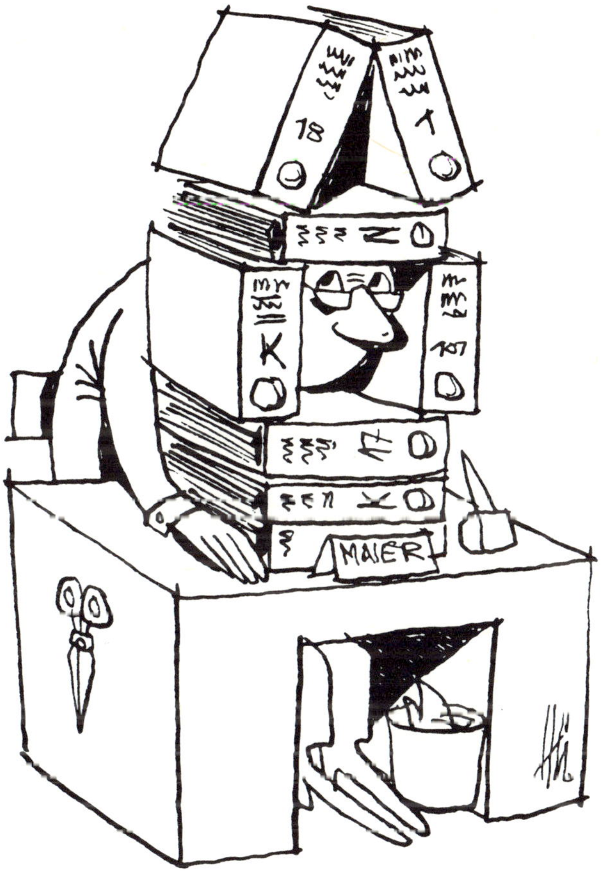

. . . und schirmen Sie sich vor Streß ab.

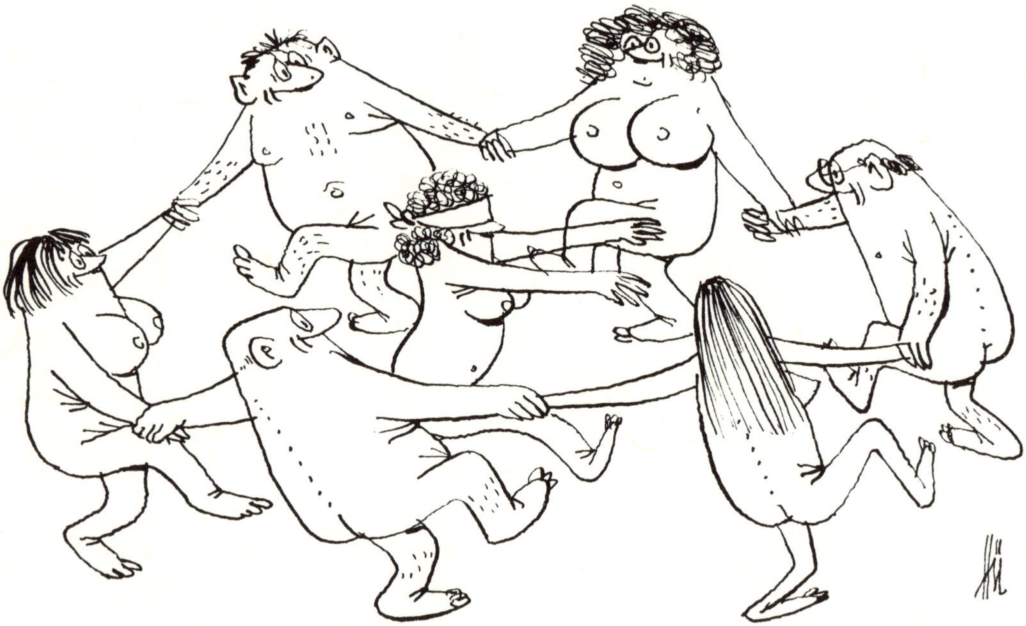

Erinnern Sie sich der heiteren Spiele Ihrer Kindheit . . .

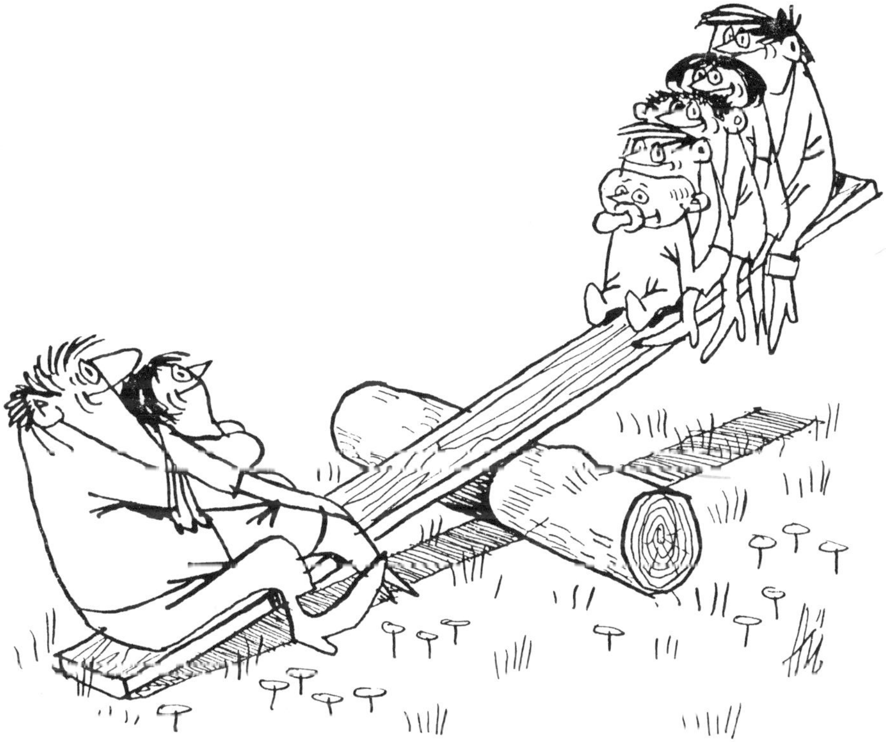

. . . und widmen Sie sich Ihrer Familie.

Kuren

MERKE: KUREN VERHINDERN KRANKHEITEN – ODER HELFEN IHNEN, DIE GESUNDHEIT WIEDERZUERLANGEN.

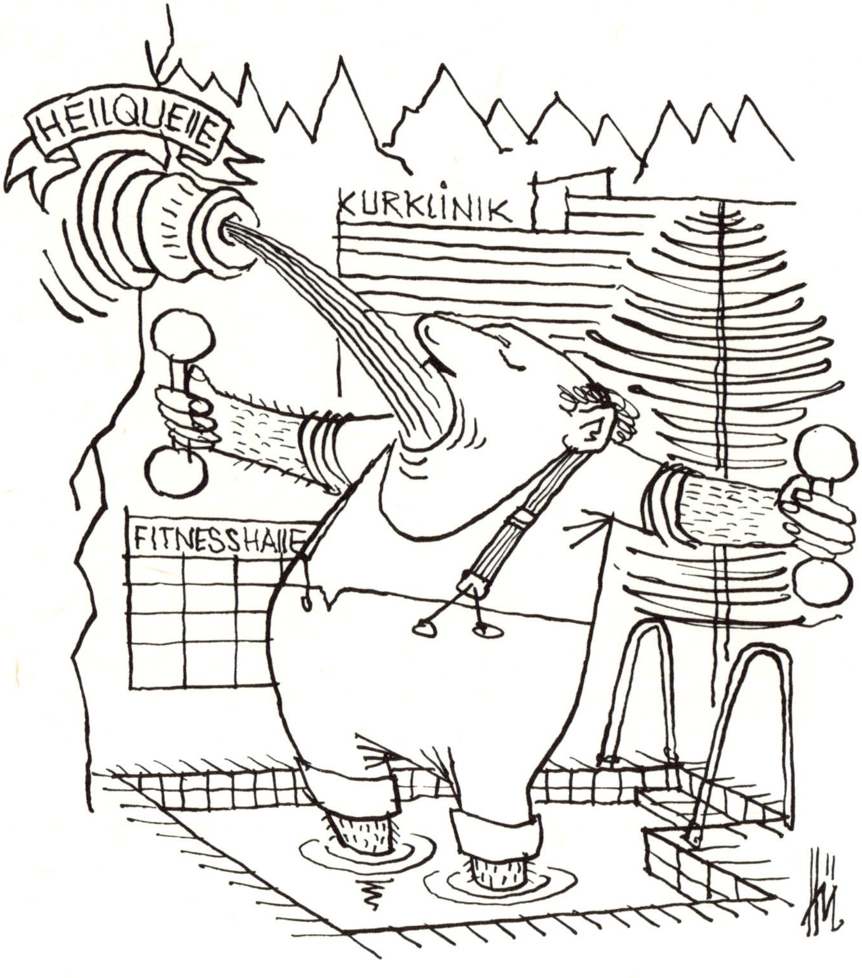

Diesbezüglich gibts ein Riesenangebot...

. . . zum Beispiel

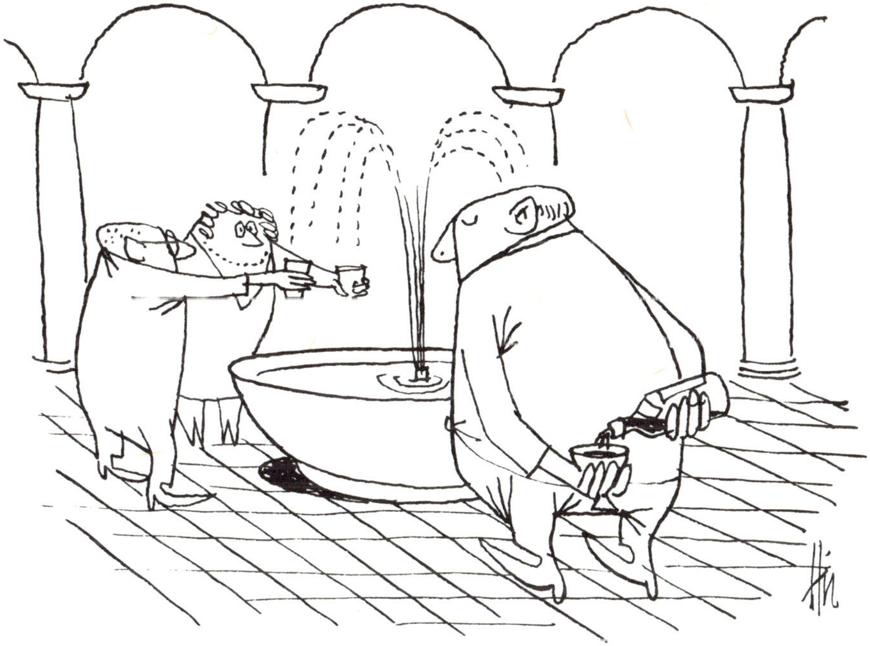

Trinkkuren,

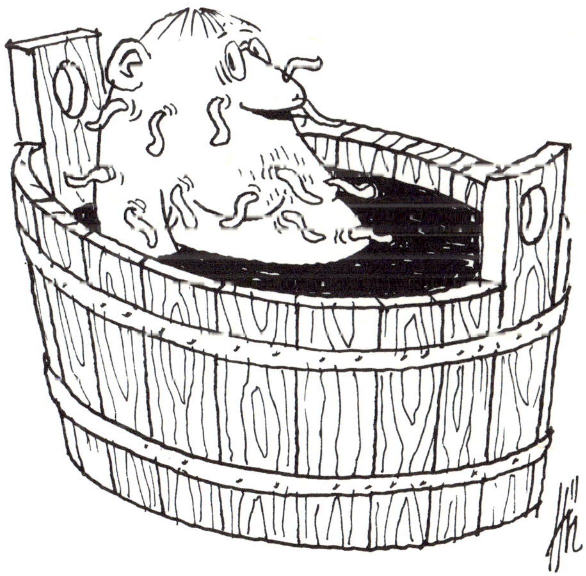

Schröpfkuren,

Verjüngungskuren,

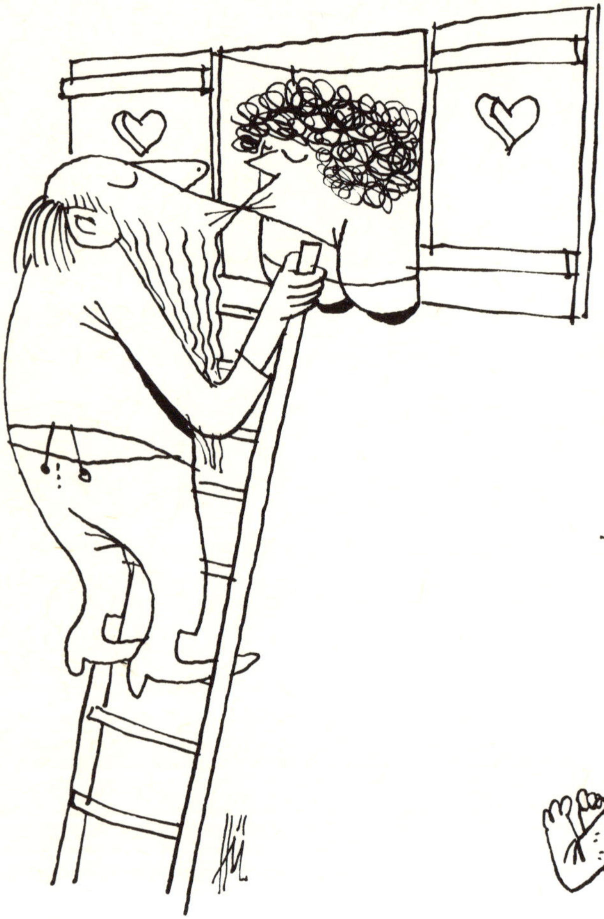

Kneippkuren,

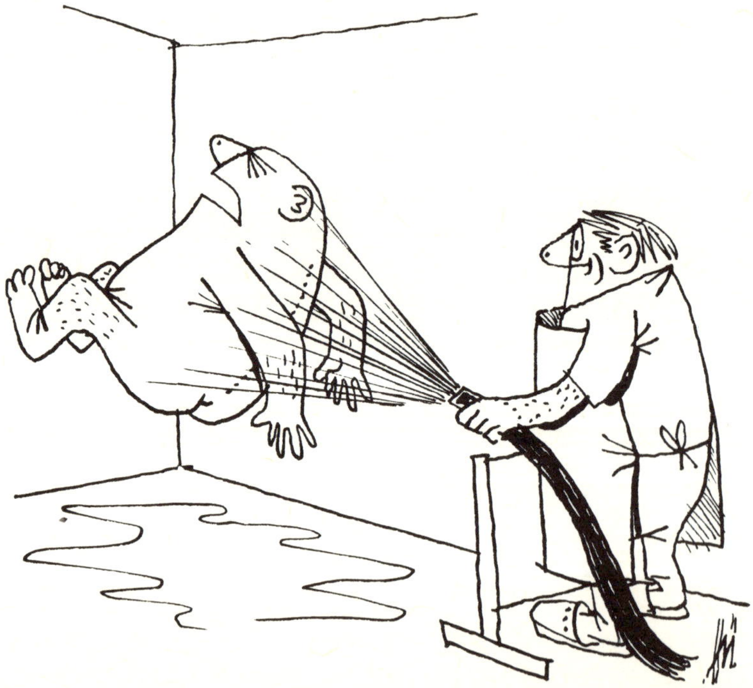

Moorbäder,

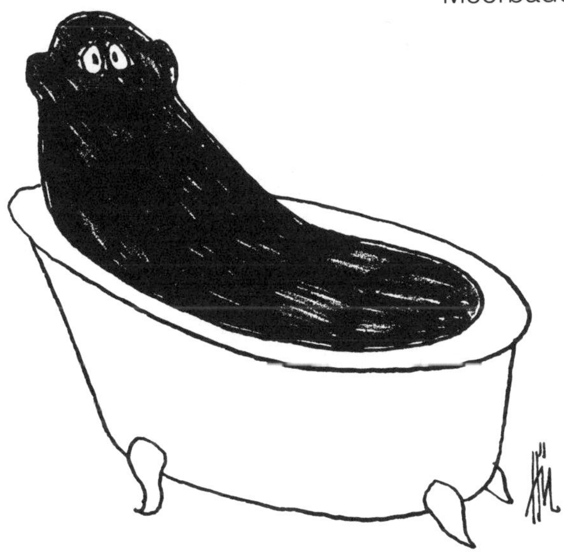

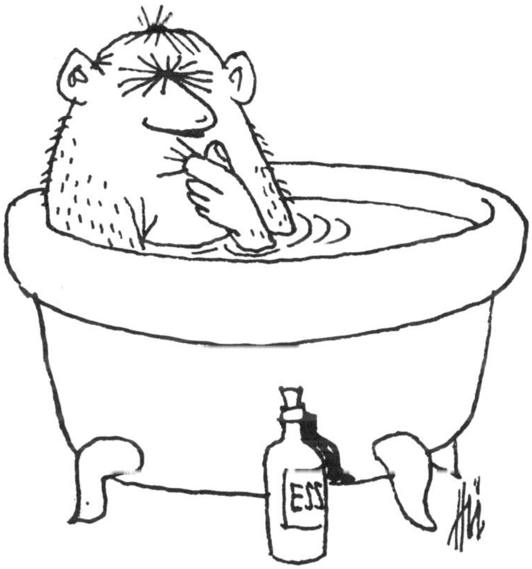

Kräuter und Essenzbäder,

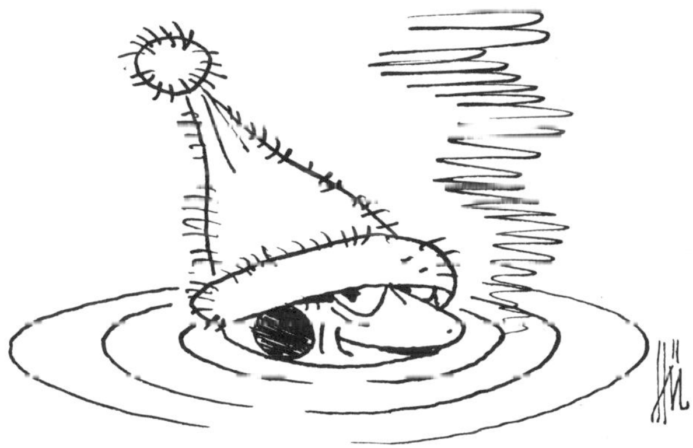

Thermalbäder,

Heilfasten,

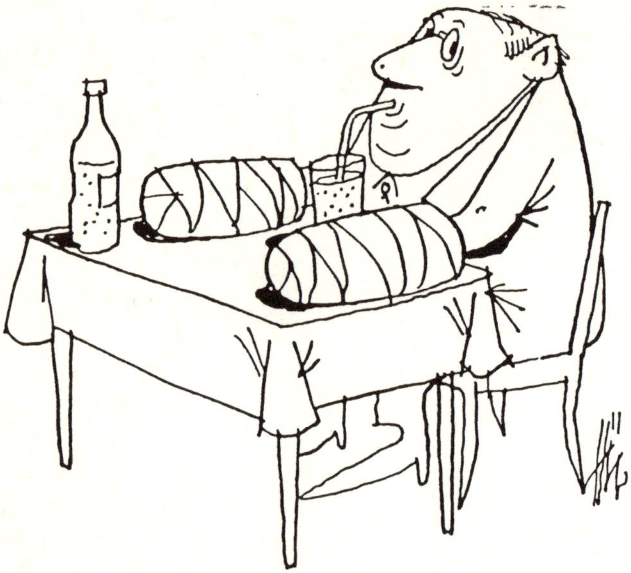

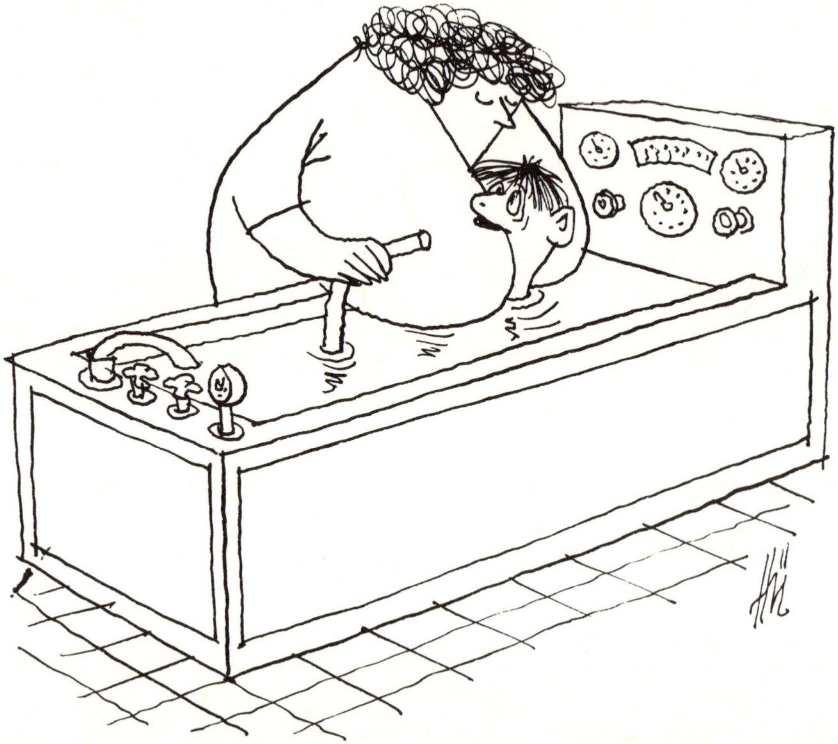

Unterwasserbehandlungen

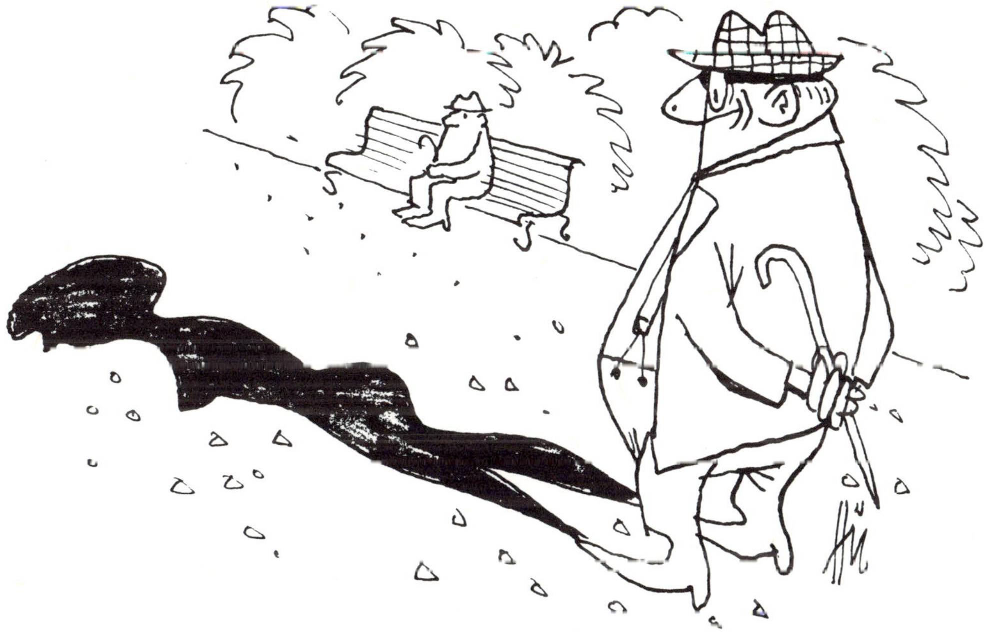

und nicht zu vergessen: den Kurschatten.

Körperpflege

MERKE: HYGIENE IST DAS BESTE ABWEHRMITTEL GEGEN KRANKHEITEN.

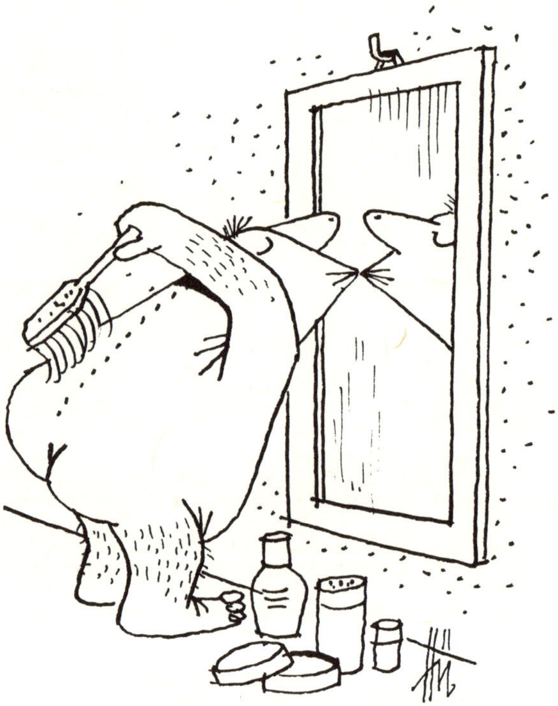

Man sollte seinem Körper ab und zu was gönnen . . .

... sei's ein Reinigungsbad

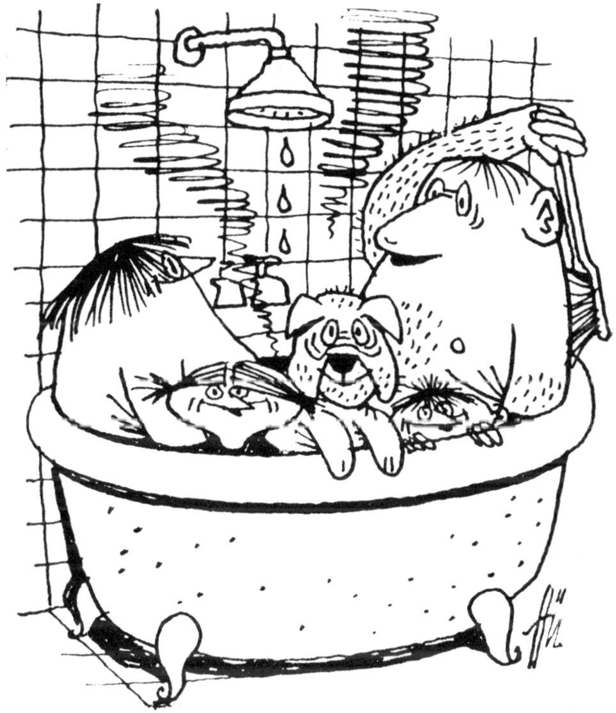

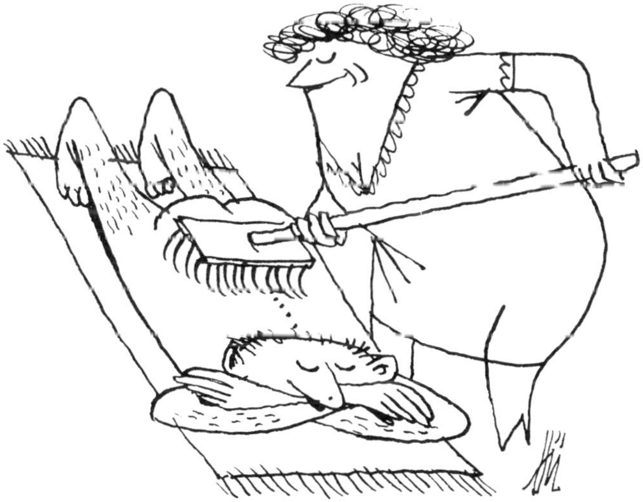

oder eine Bürstenmassage.

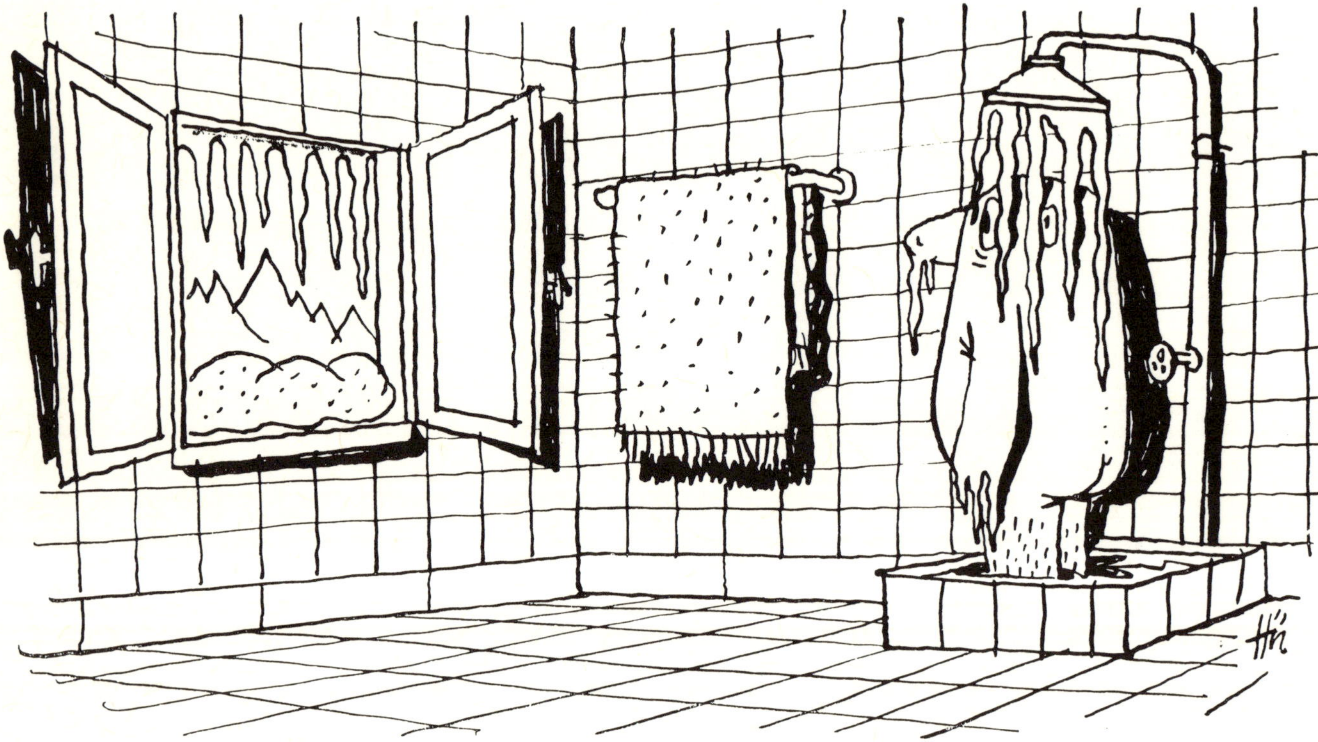

Aktivieren Sie Ihre Abwehrkräfte durch Abhärtung,

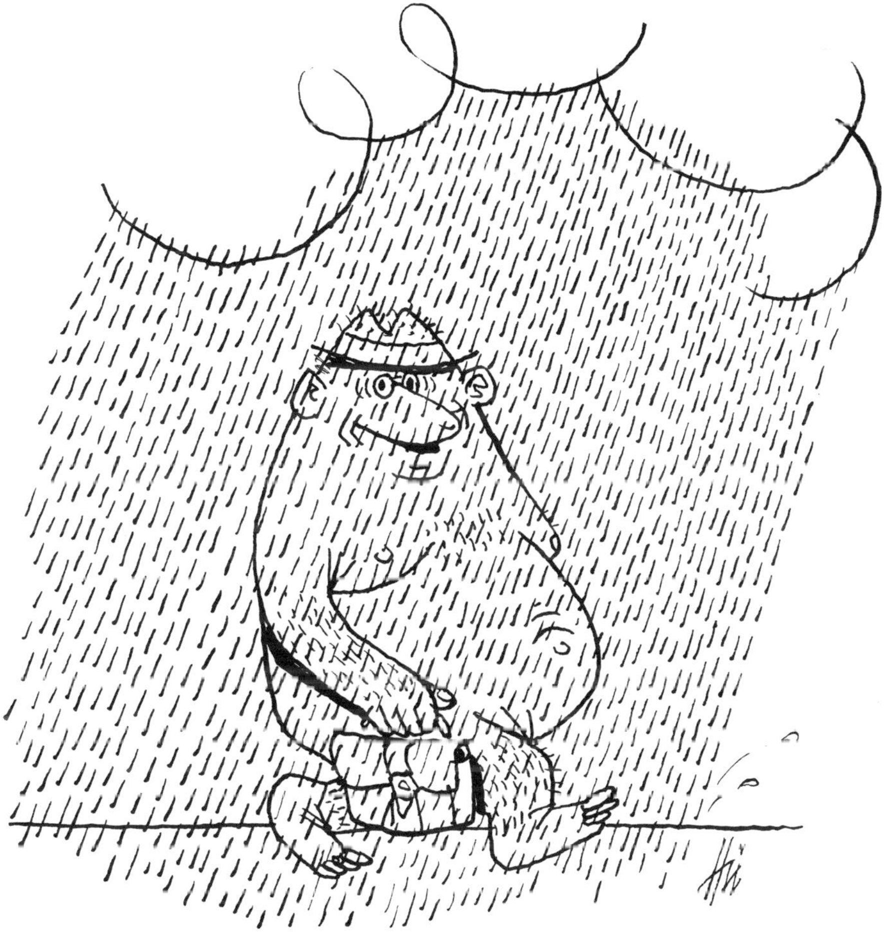

setzen Sie Ihren Körper auch mal Luft und Sonne aus.

Ausgleichssport

MERKE: ABWECHSLUNG TUT NOT!

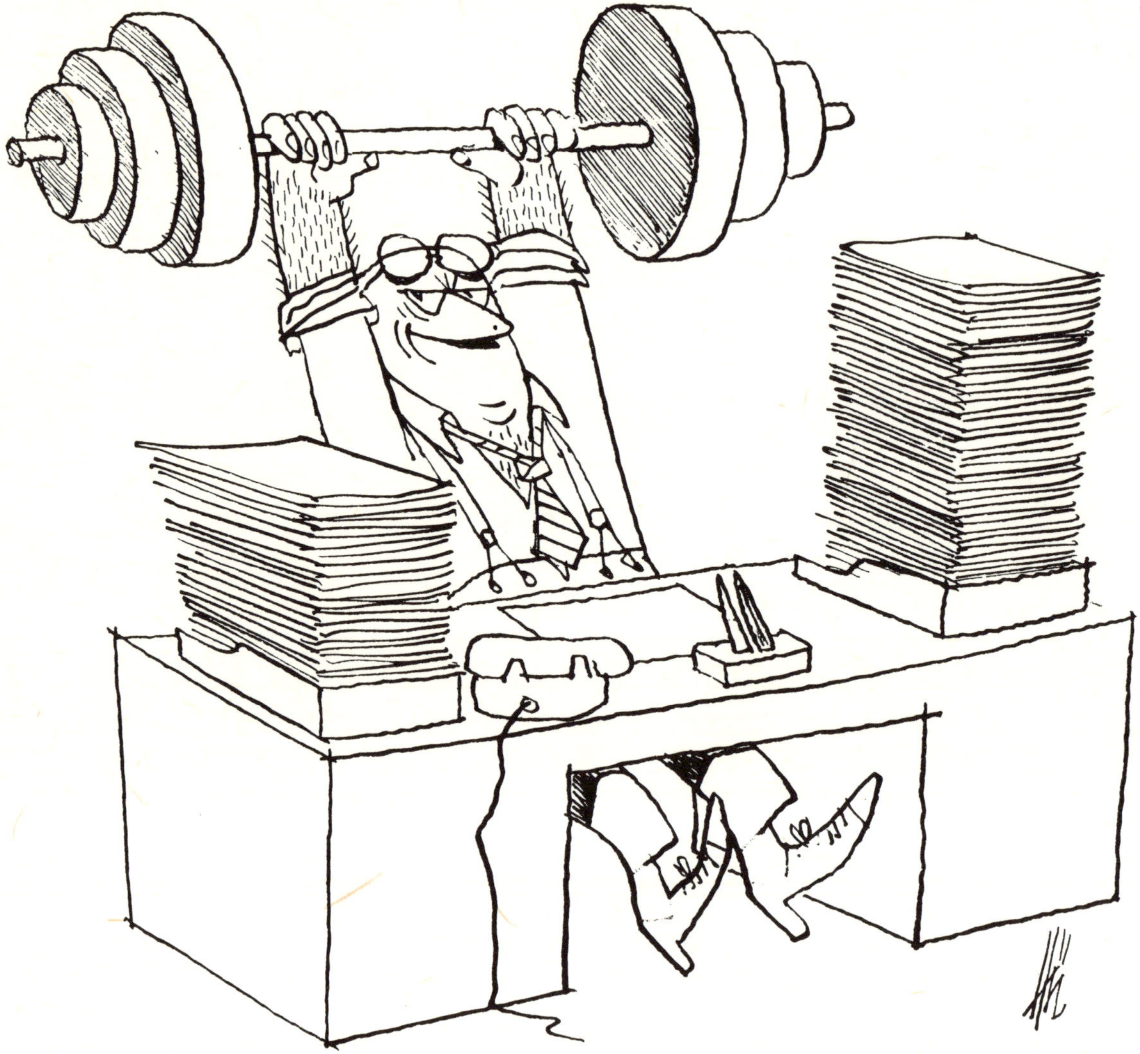

Entweder ein passendes Äquivalent zu sitzender Betätigung . . .

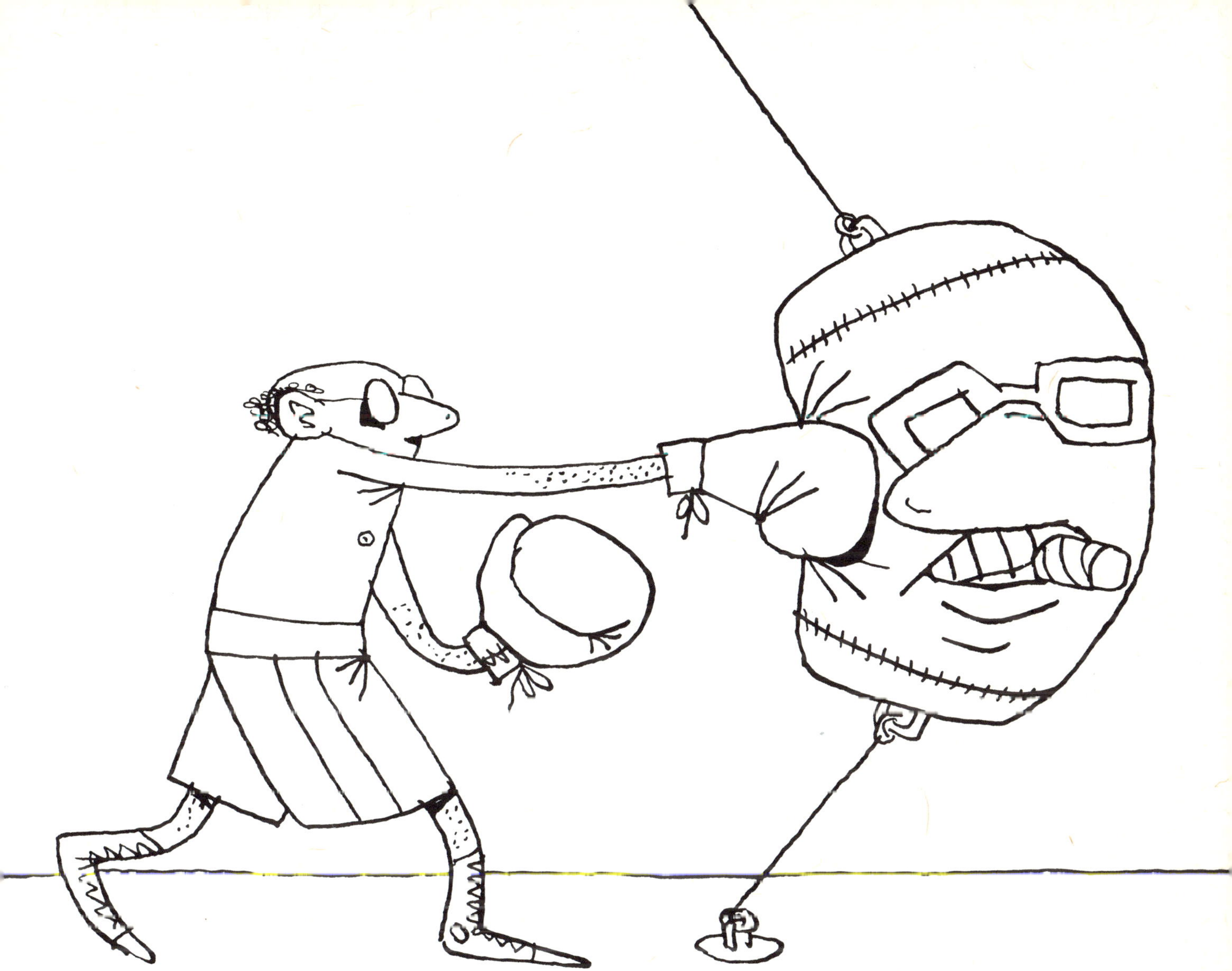

. . . oder Abbauen von Aggressionen.

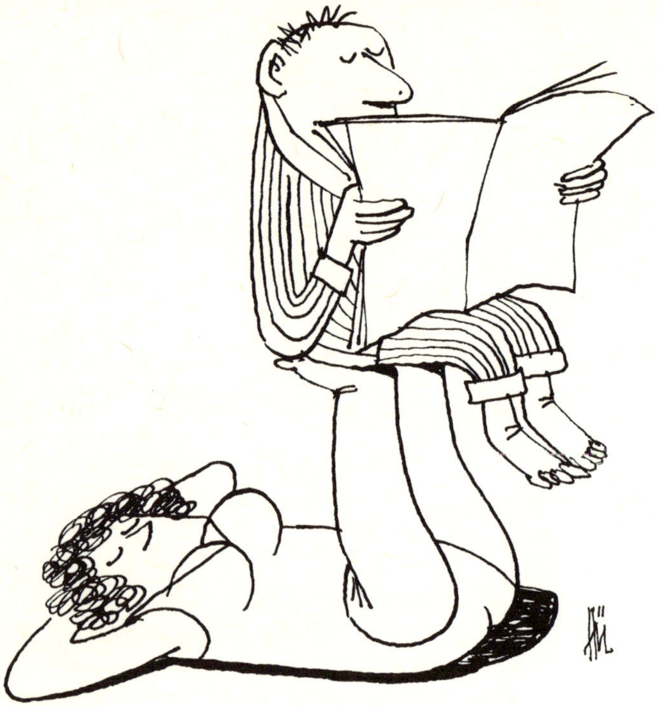

Body-Building – früher eine Domäne der Männer; neuerdings aber auch im Zuge der Emanzipation von Frauen ausgeübt:

Hier einige häusliche Trainingsvorschläge zur Stärkung der Bauch-, Rücken-, Genick-, Arm- und Beinmuskulatur.

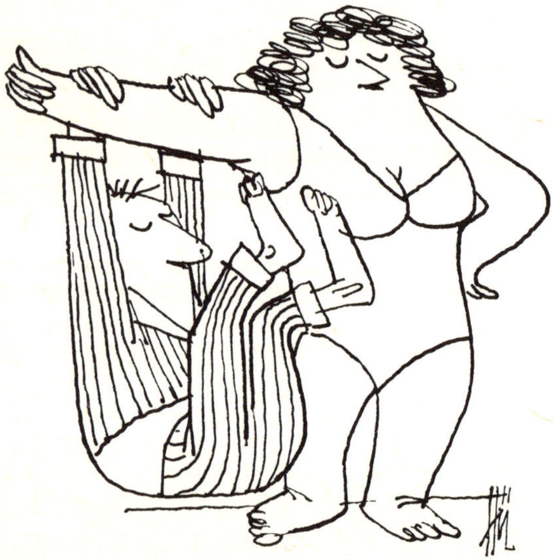

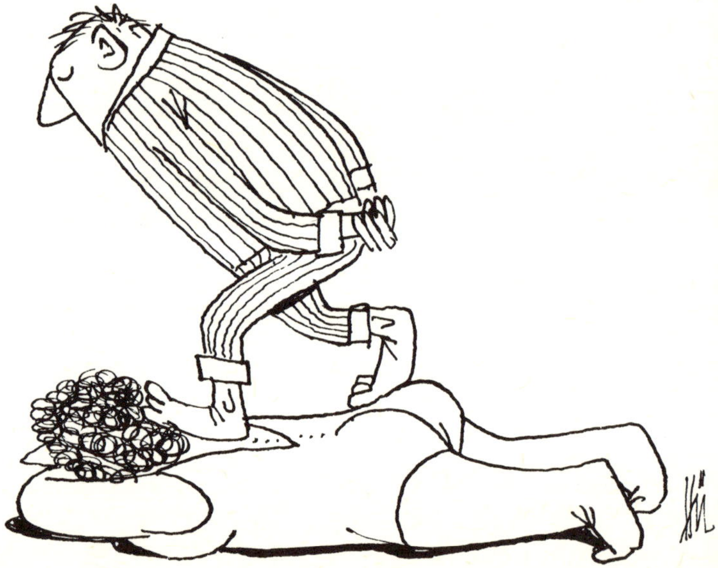

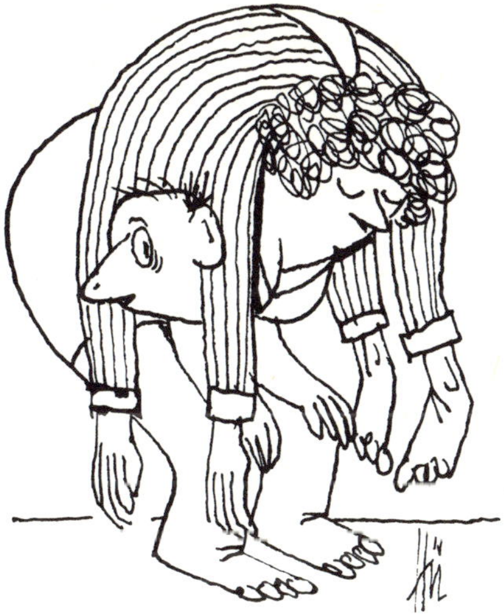

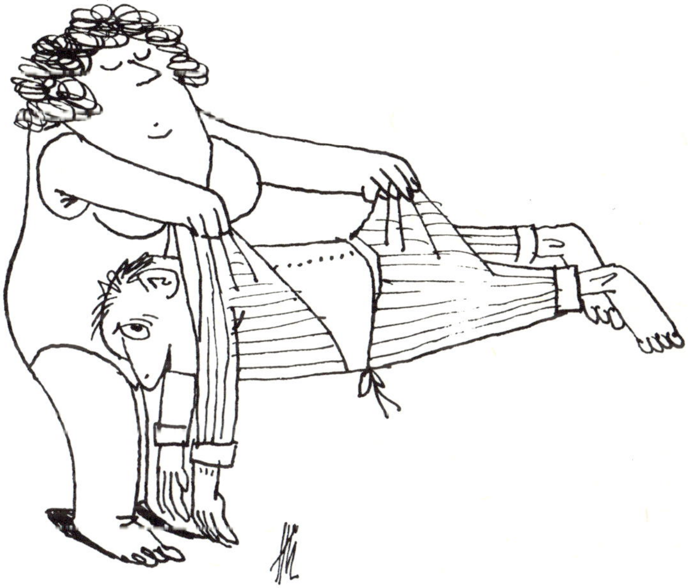

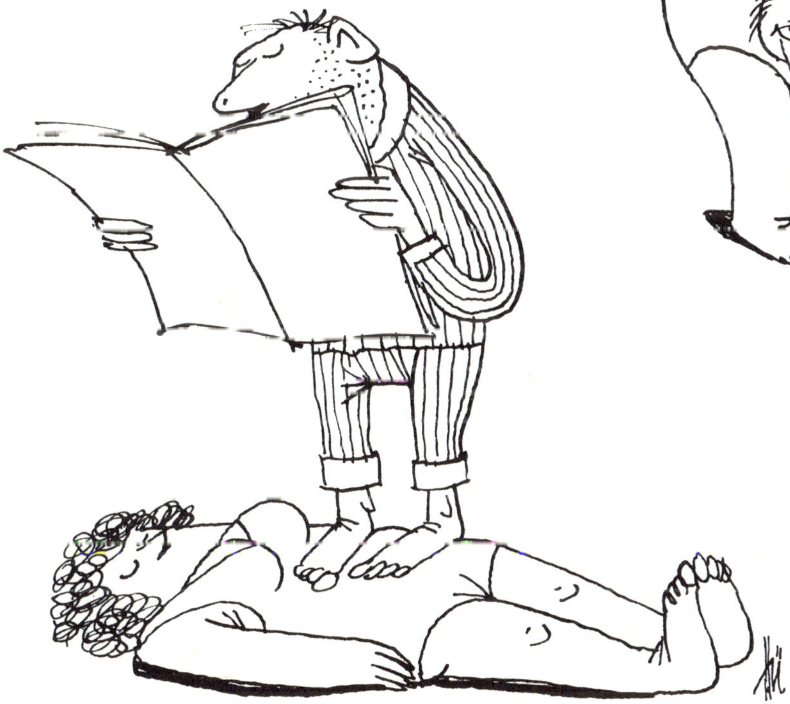

Die Hausapotheke

MERKE: SIE SOLLTE IN KEINEM HAUSHALT FEHLEN!

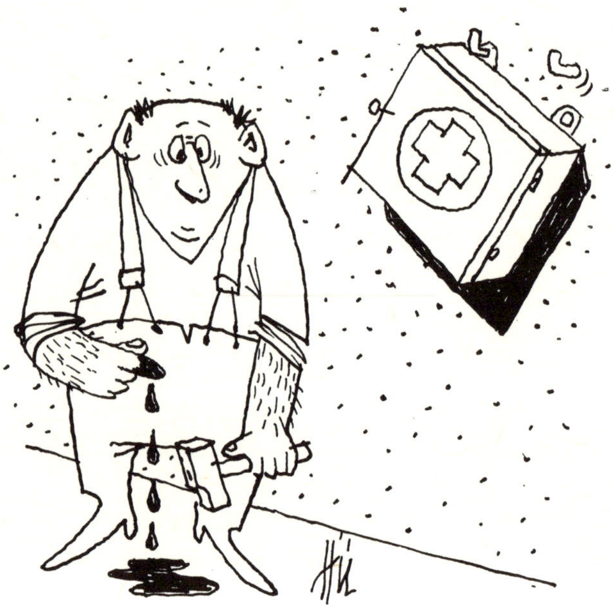

Schon beim Anbringen erweist sich ihre Nützlichkeit.

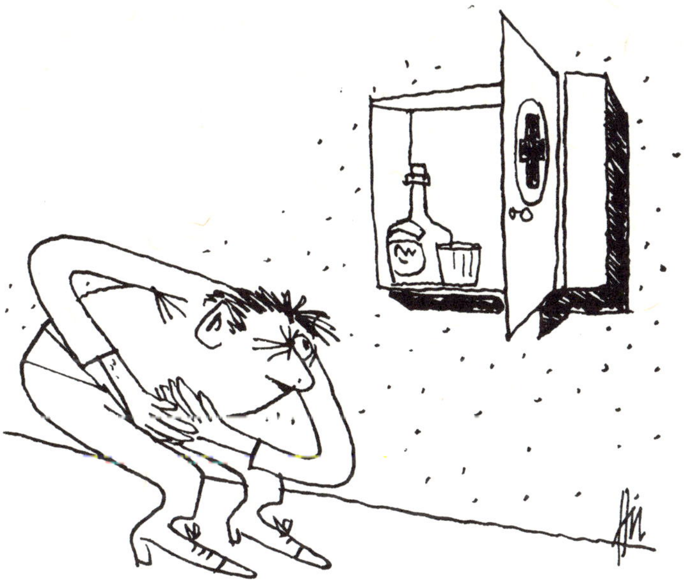

Bewahren Sie in Ihrem Apothekerschrank nichts auf, was für Jugendliche ungeeignet ist.

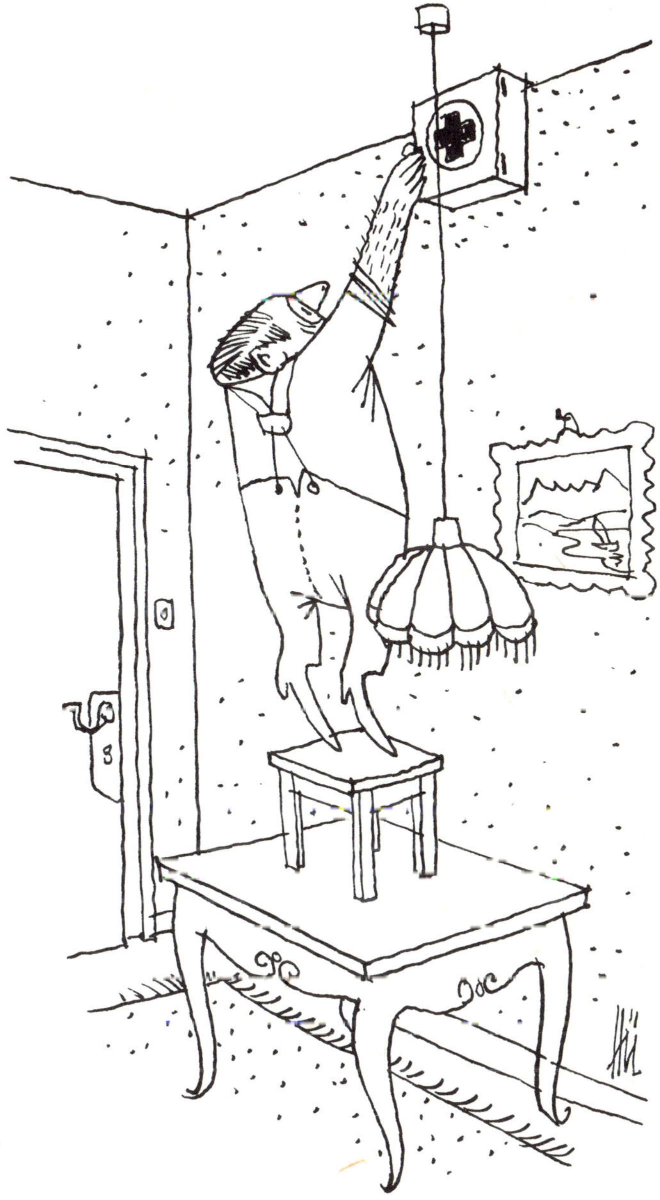

Deshalb sollte man die Hausapotheke so plazieren, daß Kinder nicht ran können!

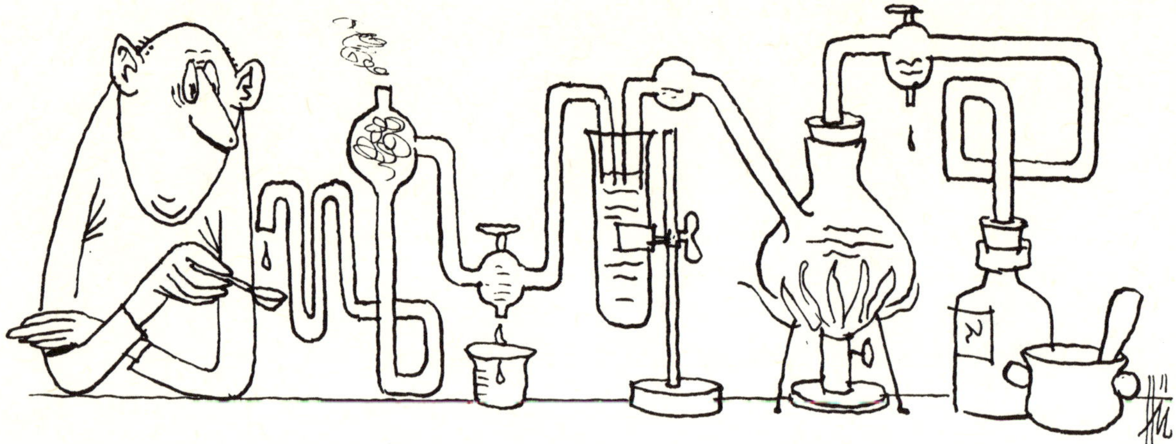

Manche Hausmittelchen lassen sich selbst herstellen.

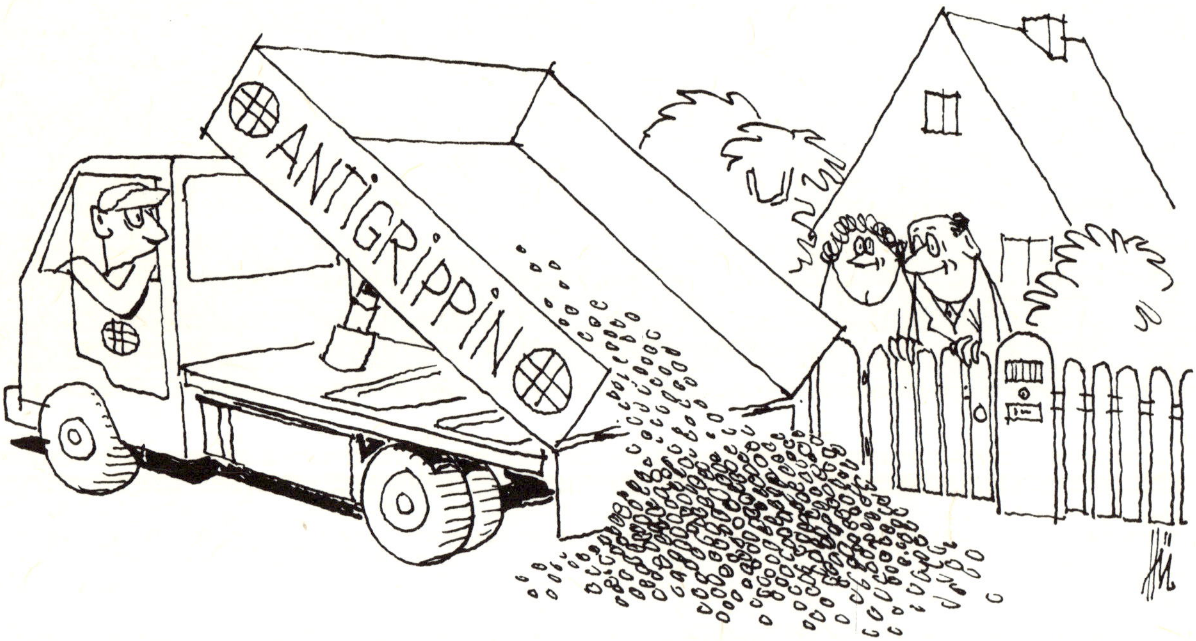

Auf alle Fälle sollte man die Bestände der Hausapotheke ab und zu prüfen – und gegebenenfalls für den nötigen Nachschub sorgen.

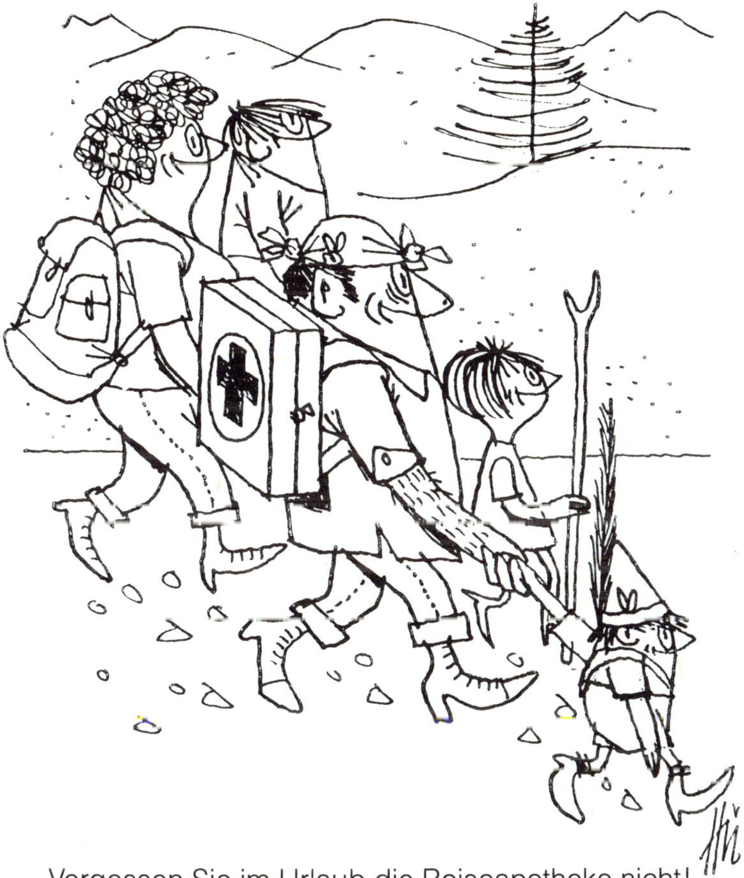

Vergessen Sie im Urlaub die Reiseapotheke nicht!

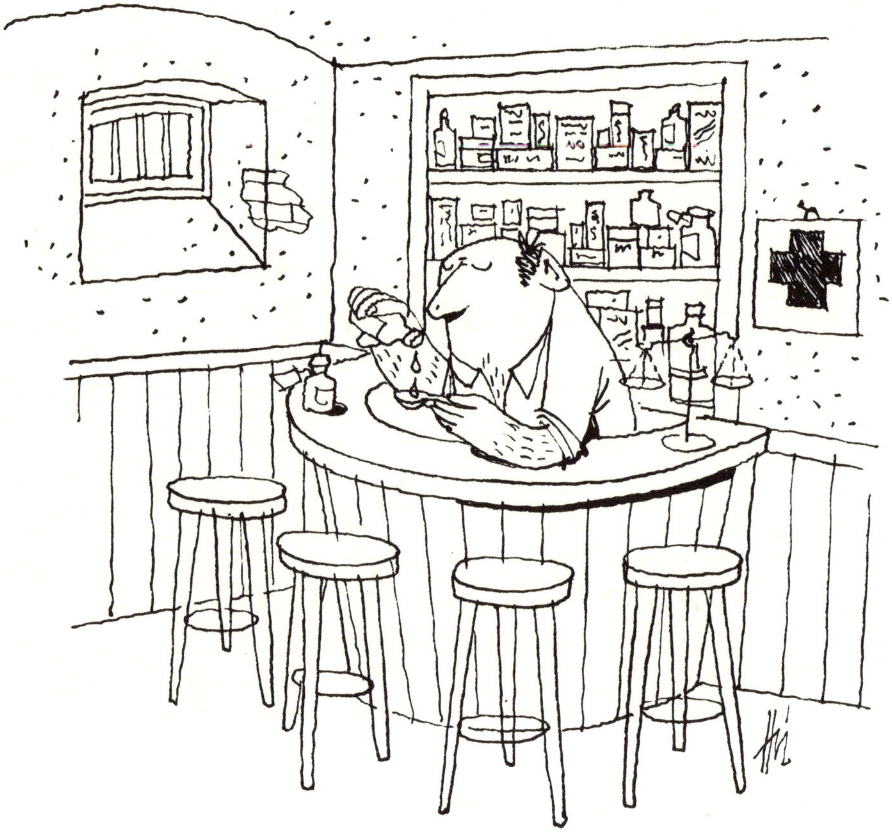

Wenn die Leber nicht mehr so recht will, läßt sich die Kellerbar mit wenigen Handgriffen in eine Hausapotheke umfunktionieren.

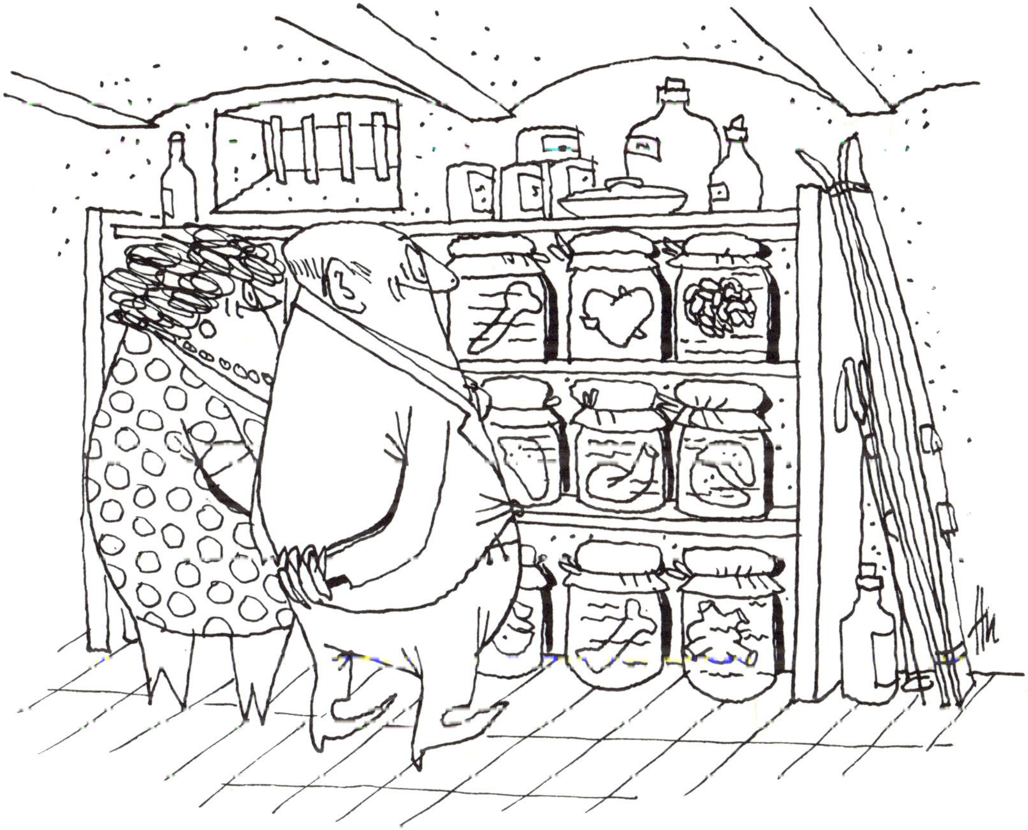

Dem neuesten Stand der Transplantationsverfahren entsprechend empfiehlt es sich, ein kleines Ersatzteillager anzulegen. (Einzelteile möglichst kühl lagern!)

Weh-Wehchen

MERKE: DIESE LEICHTEREN ERKRANKUNGEN LASSEN SICH MEIST IM DO-IT-YOURSELF-VERFAHREN UND MIT HAUSMITTELCHEN AUSKURIEREN.

Diagnose erstellen:

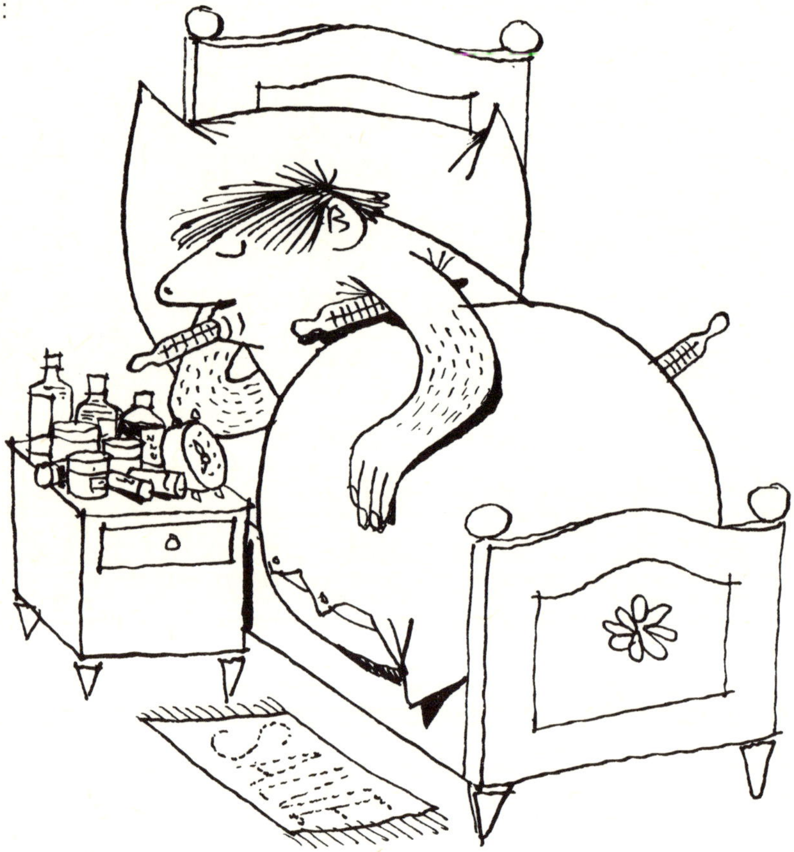

Bei Anzeichen von Weh-Wehchen erst einmal Fieber messen!

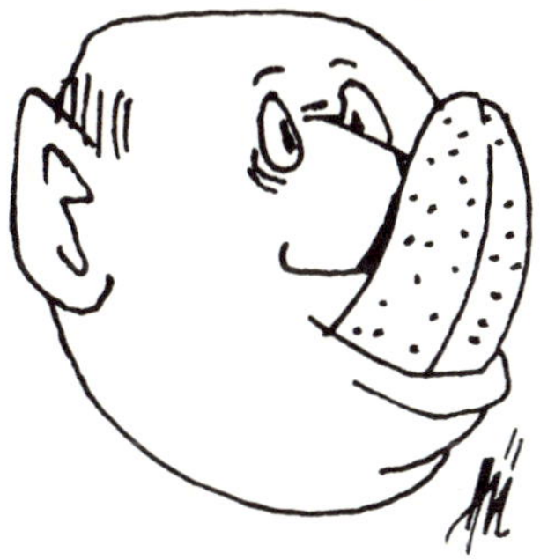

Kontrollieren Sie, ob Ihre Zunge belegt ist.

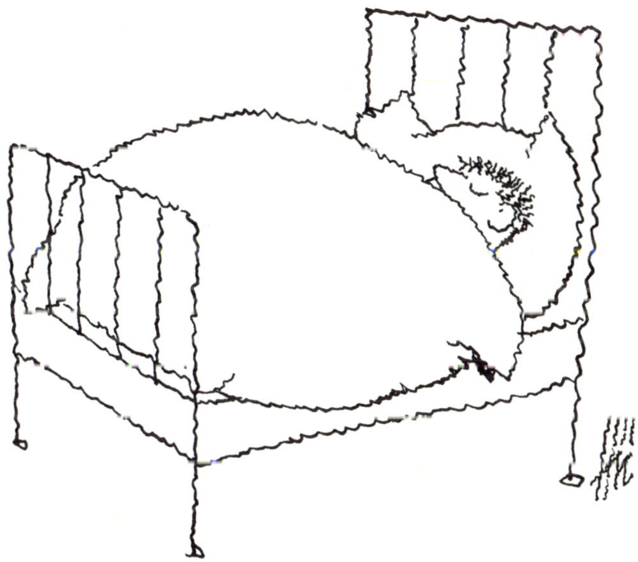

Erkältungen kündigen sich oft durch Schüttelfrost an.

Die gebräuchlichsten Weh-Wehchen
sind Husten . . .

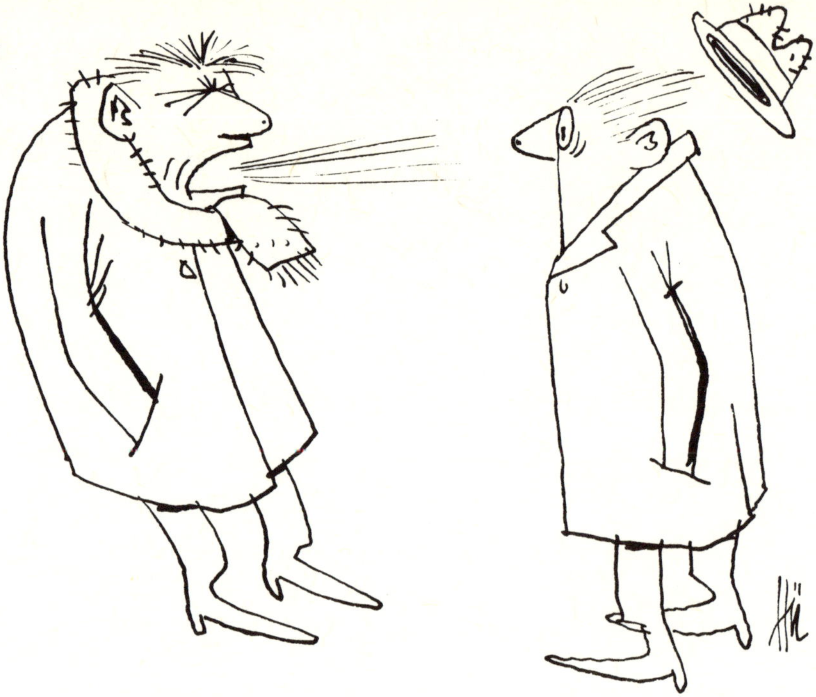

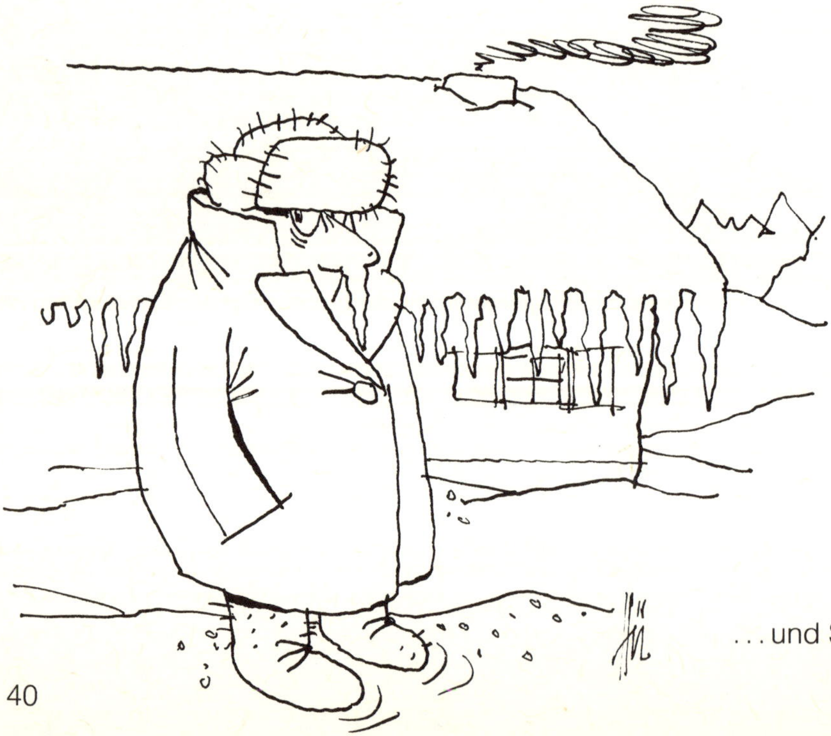

. . . und Schnupfen, auch Katarrh genannt.

Als bewährte Hausmittelchen sind dabei zu empfehlen:

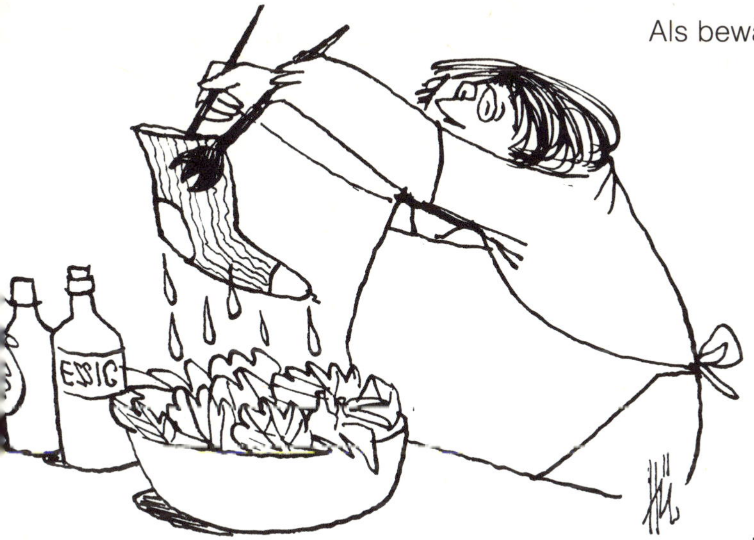

Essigsocken (gegen Fieber),

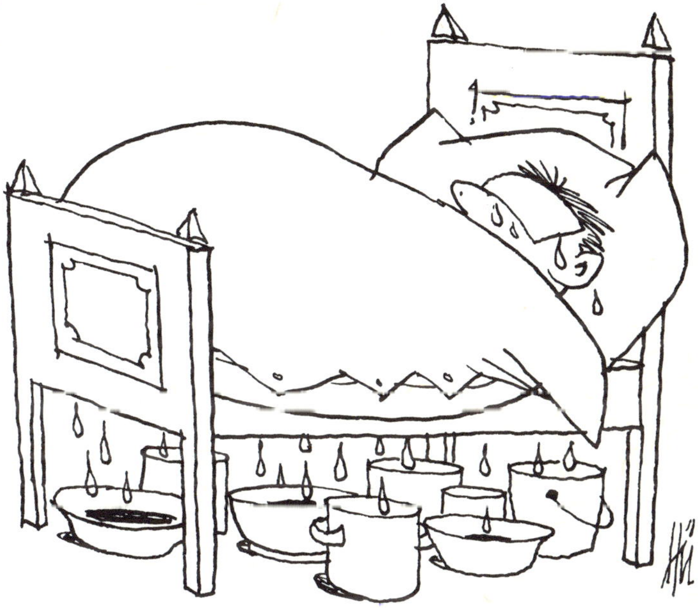

Schwitzbad,

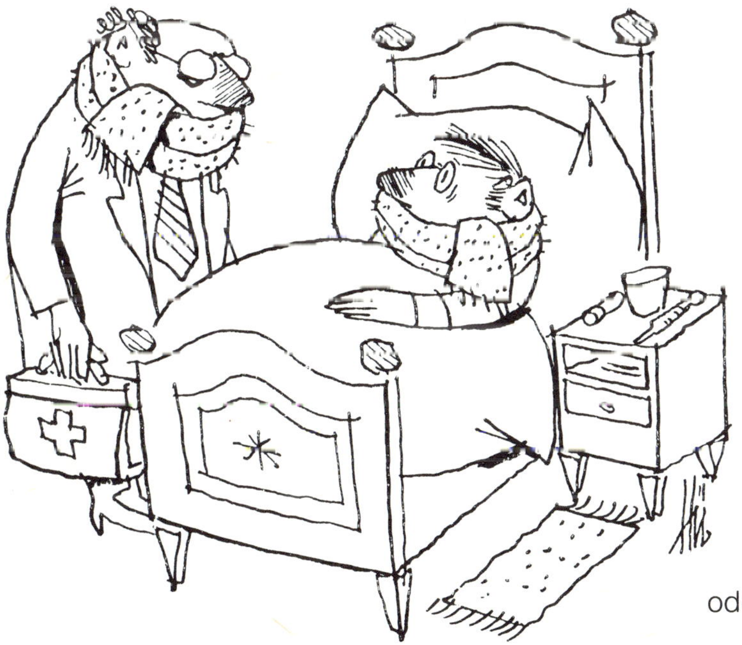

oder, wenn gar nichts mehr hilft, den Doktor holen!

Besser aber ist Vorbeugen:

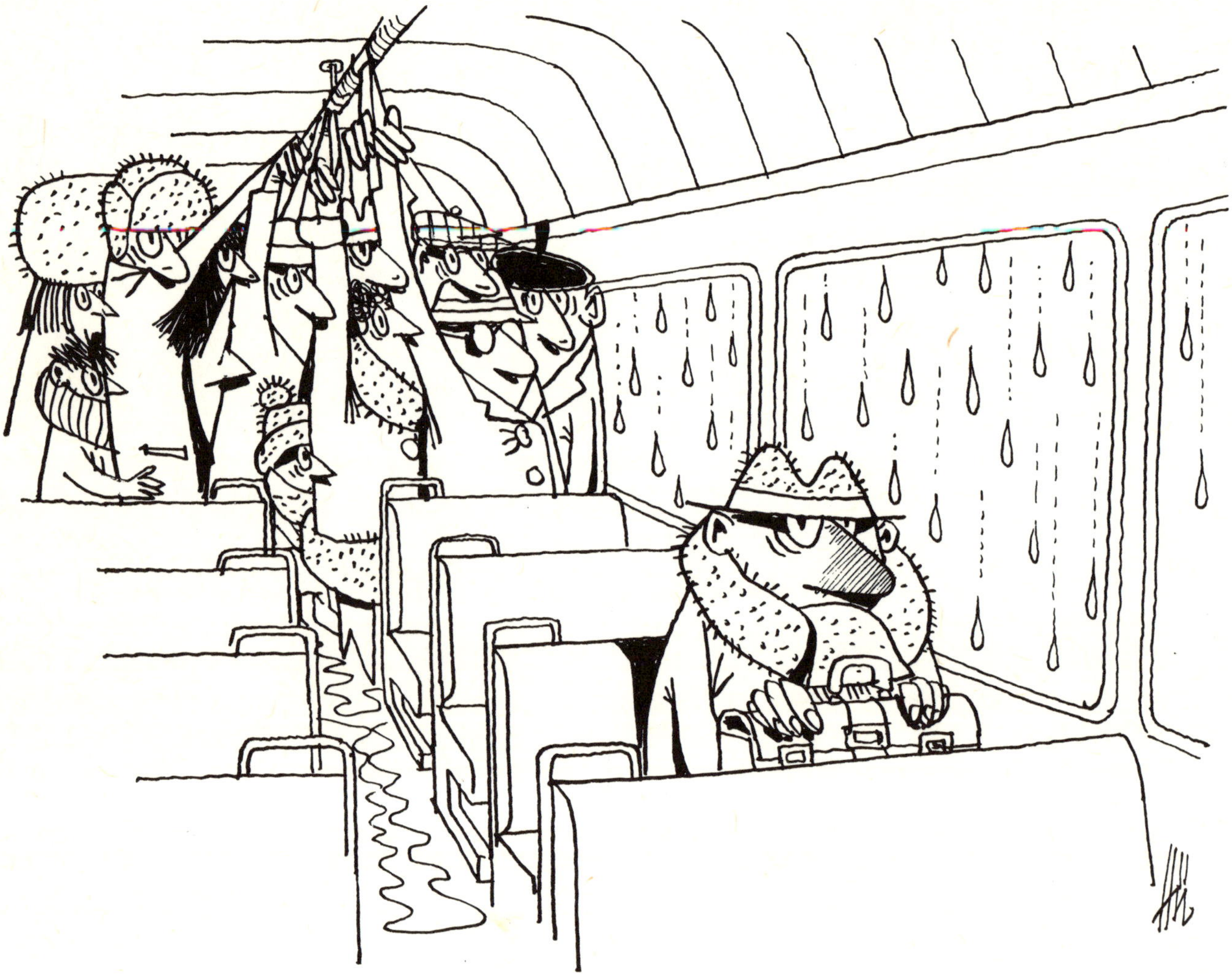

Kontakte mit Bazillenträgern meiden ...

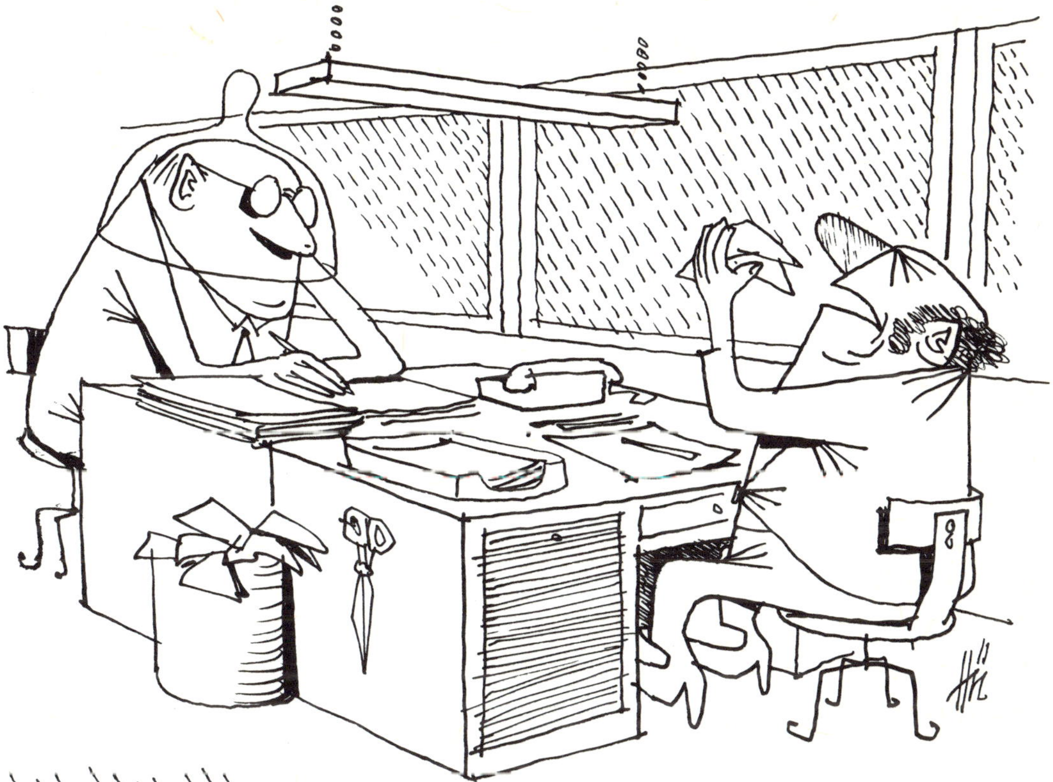

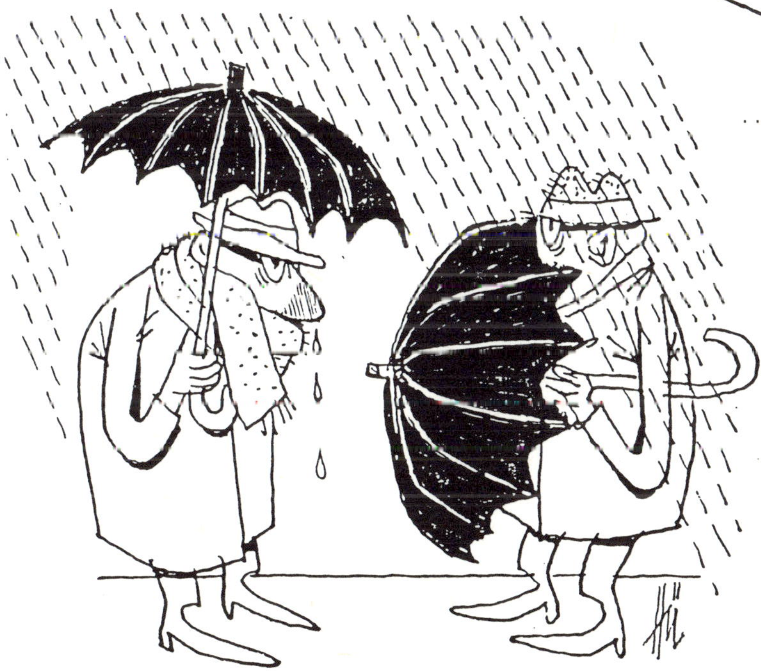

. . . oder direkte Schutzmaßnahmen ergreifen!

Sonnenbaden

MERKE: BRAUNSEIN IST IN!

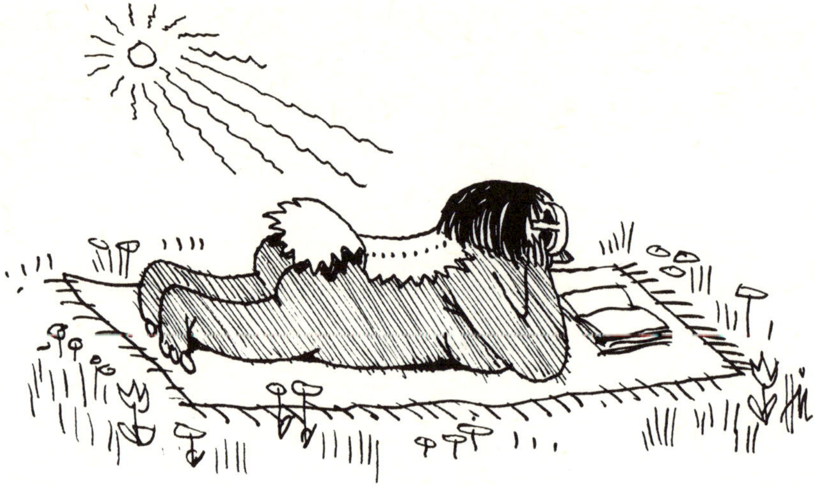

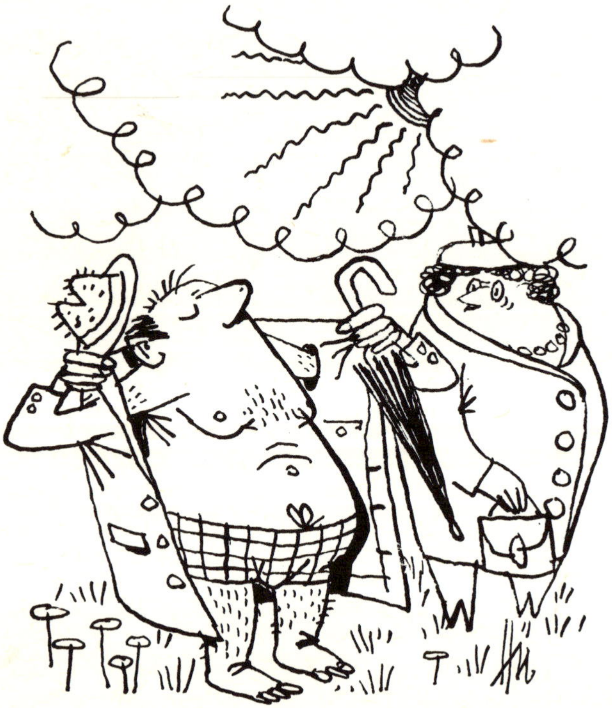

Bräune gilt als Beweis für
Wohlstand, Fitness, Attraktivität.

Braunsein . . .

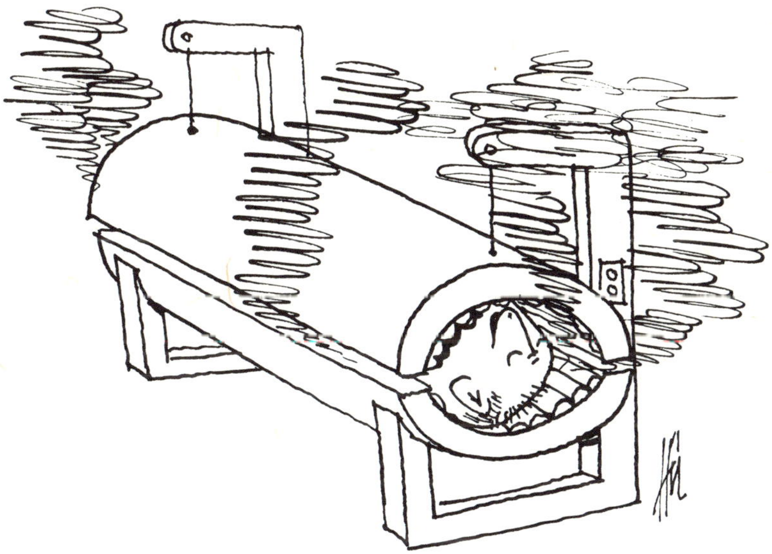

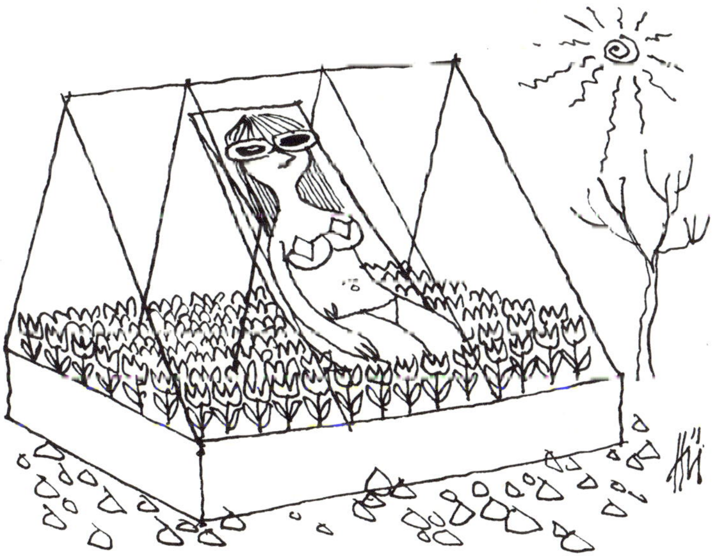

. . . um jeden Preis!

Viele unterschätzen die Stärke der UV-Strahlen...

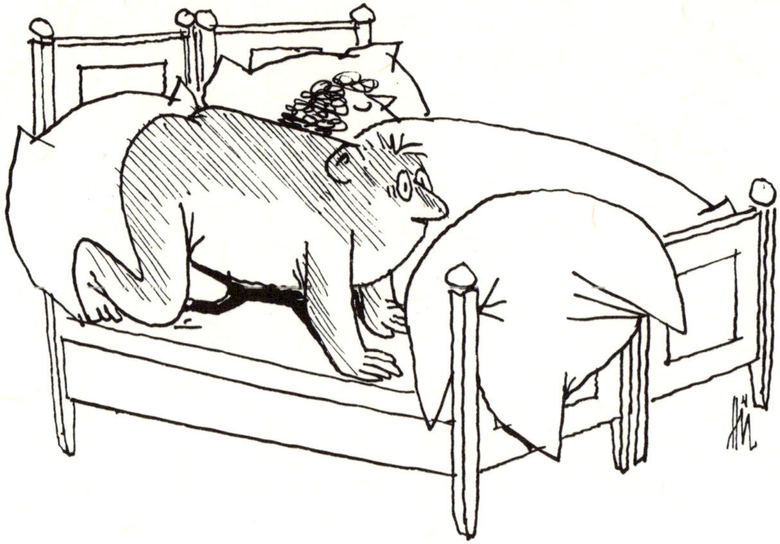

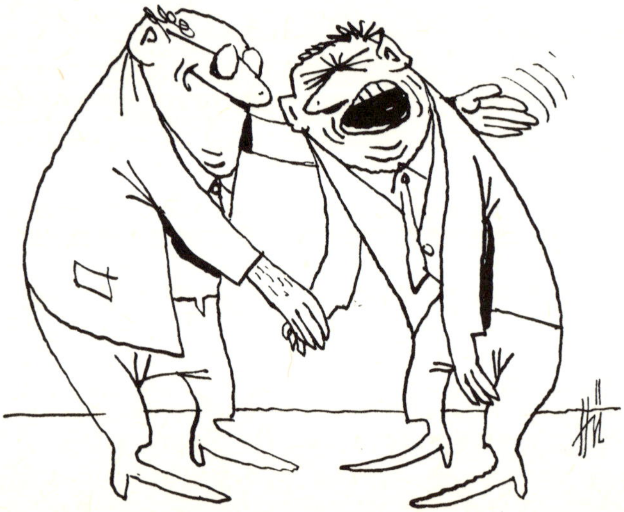

...andere ignorieren sie einfach.

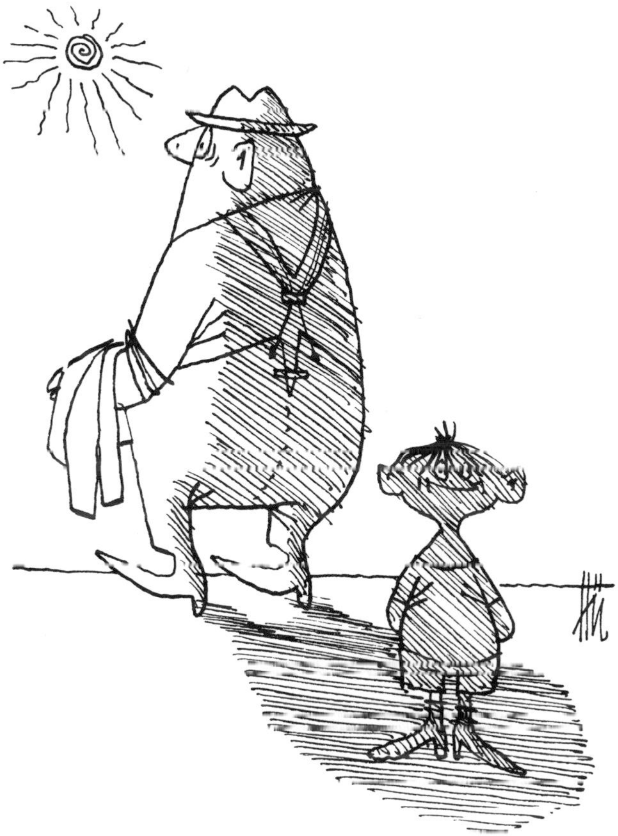

Deshalb bei starker Sonneneinstrahlung ein schattiges Plätzchen aufsuchen!

Föhn und die Folgen

MERKE: FÖHN IST KEINE KRANKHEIT, FÖHN IST EIN ZUSTAND!

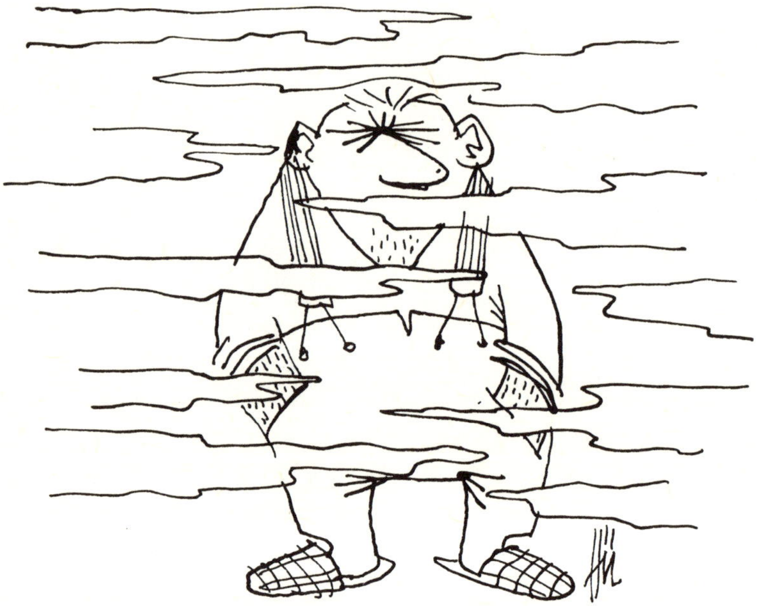

Föhn ist vor allem im süddeutschen Raum zuhause:

Er erzeugt meist Aggressionen . . .

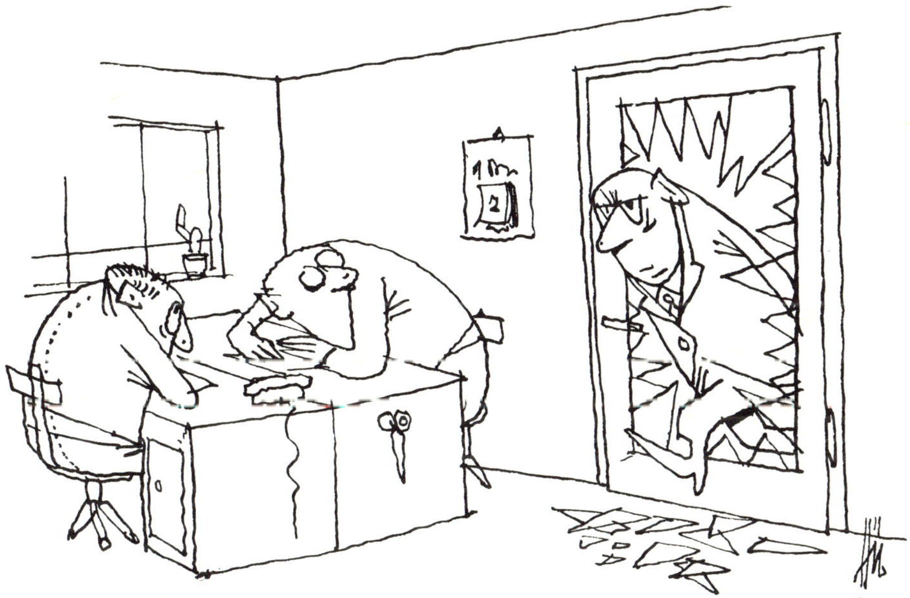

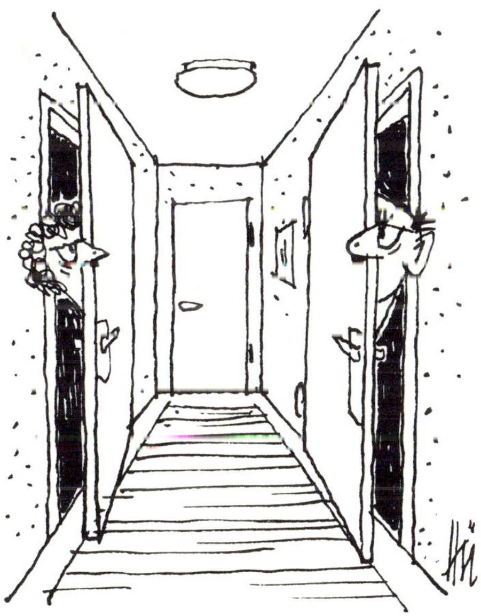

. . . bis hin zum häuslichen Zwist . . .

. . . andere wiederum
klagen über Schwindel . . .

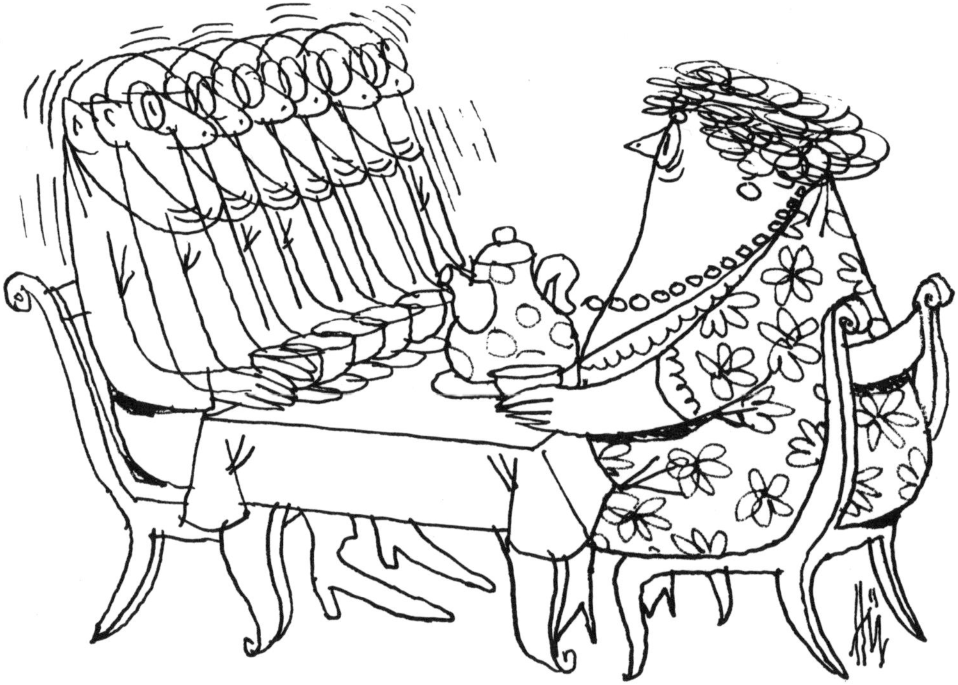

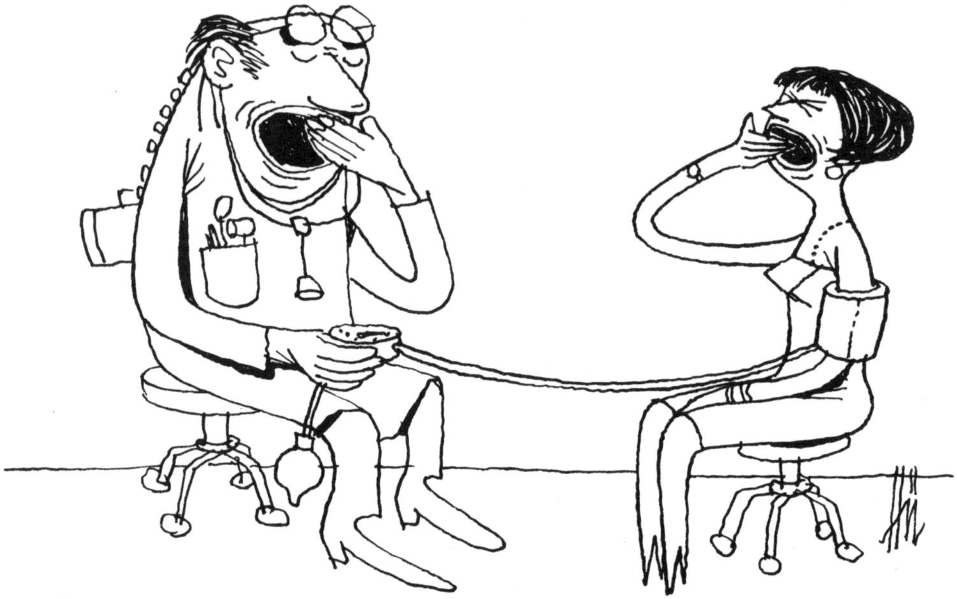

. . . oder über
niederen Blutdruck . . .

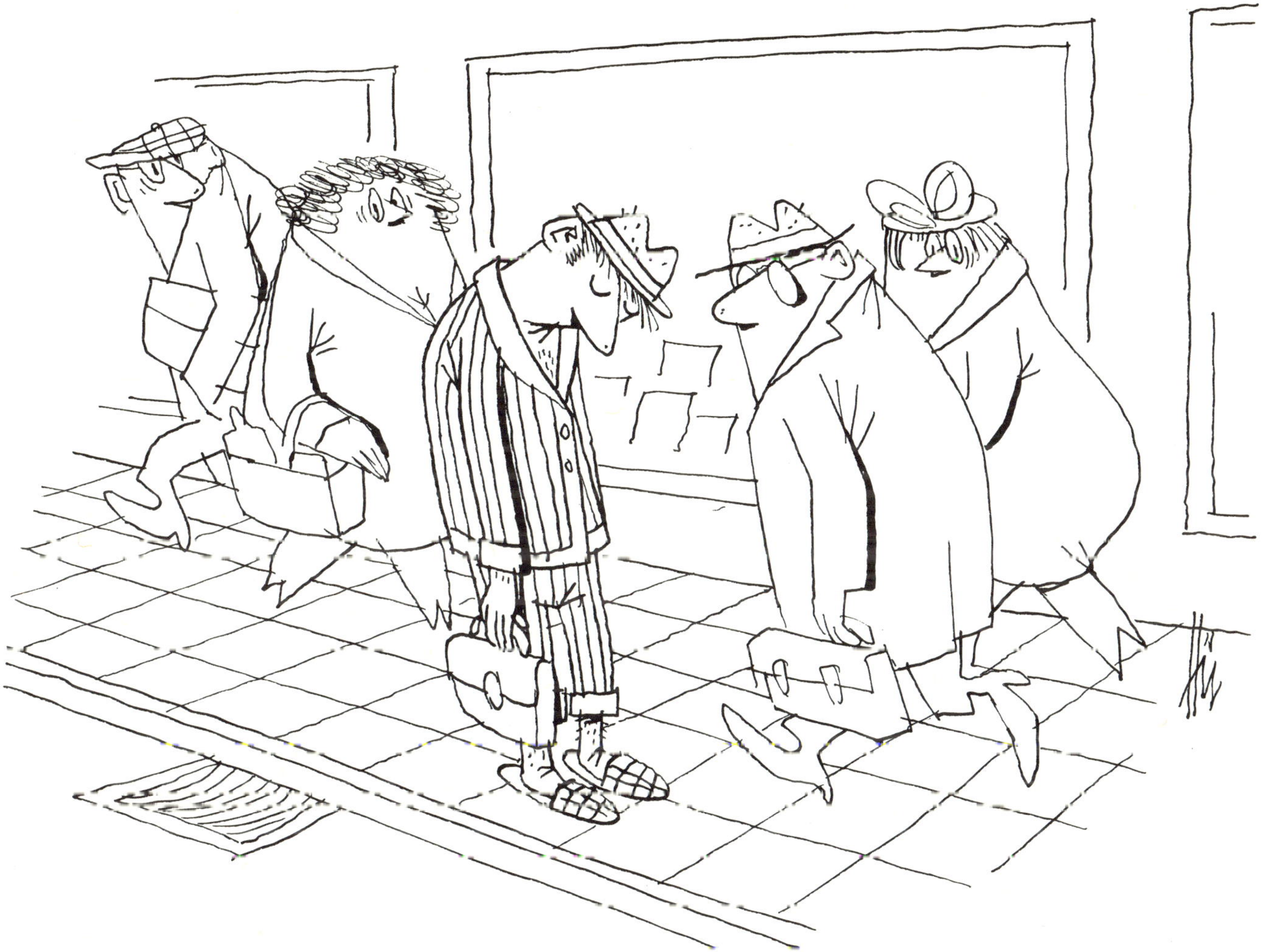

. . . und wieder andere wachen gleich gar nicht mehr auf.

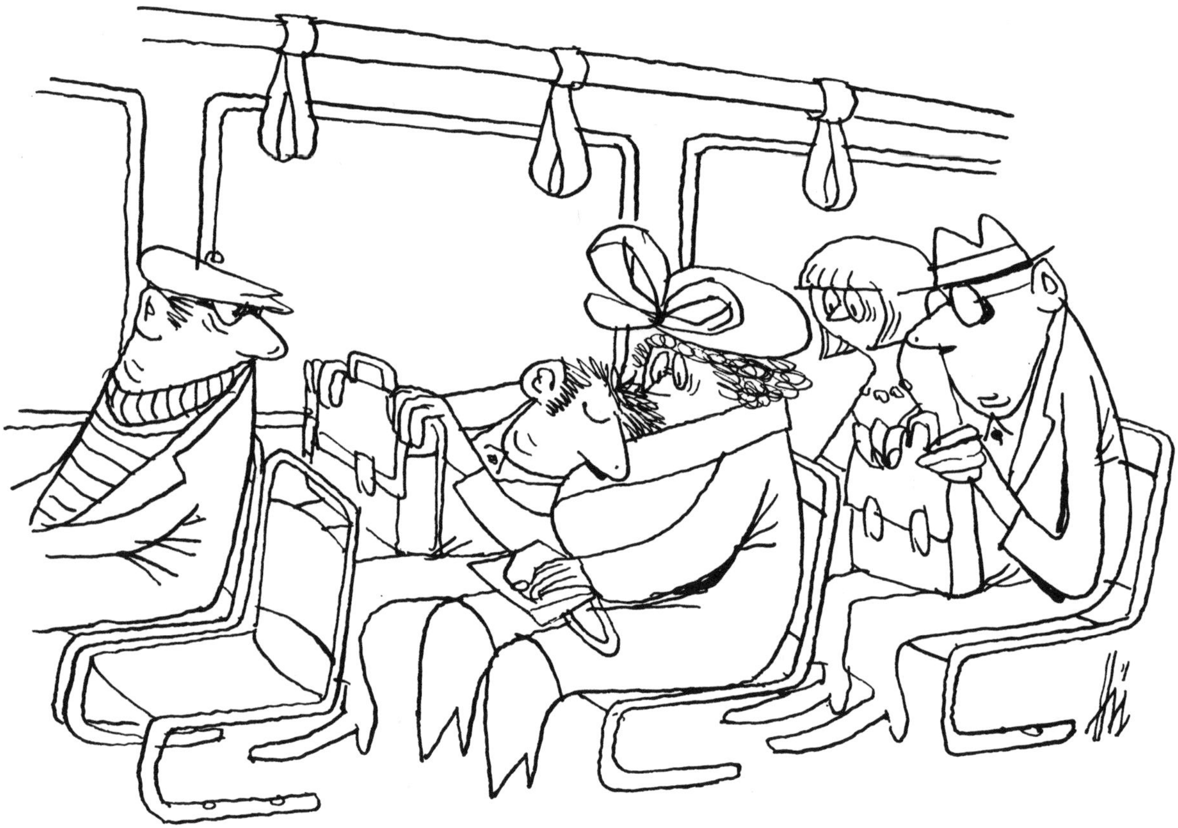

Wo man auch ist – man könnt' überall nur schlafen . . .

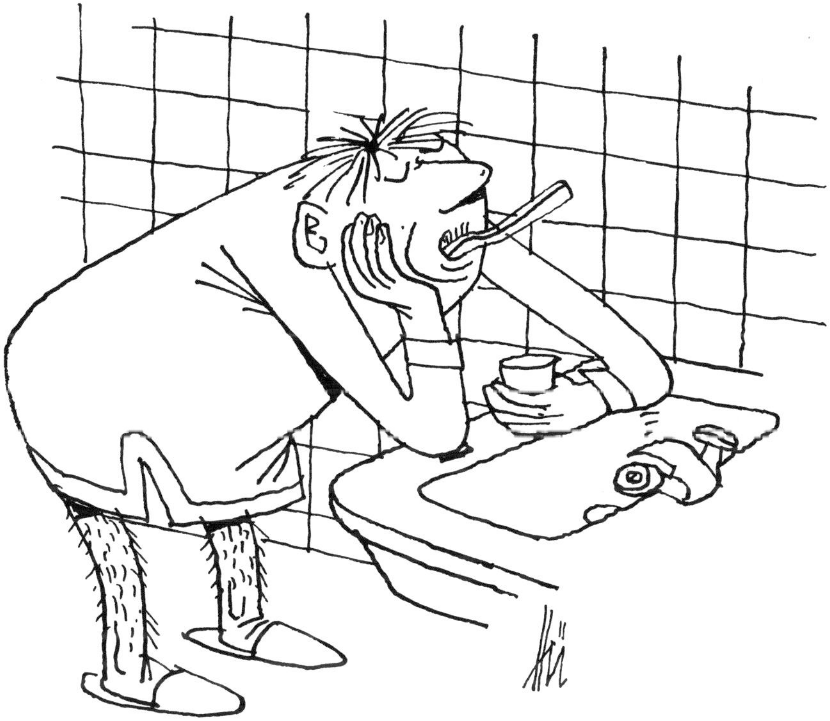

. . . schlafen . . .

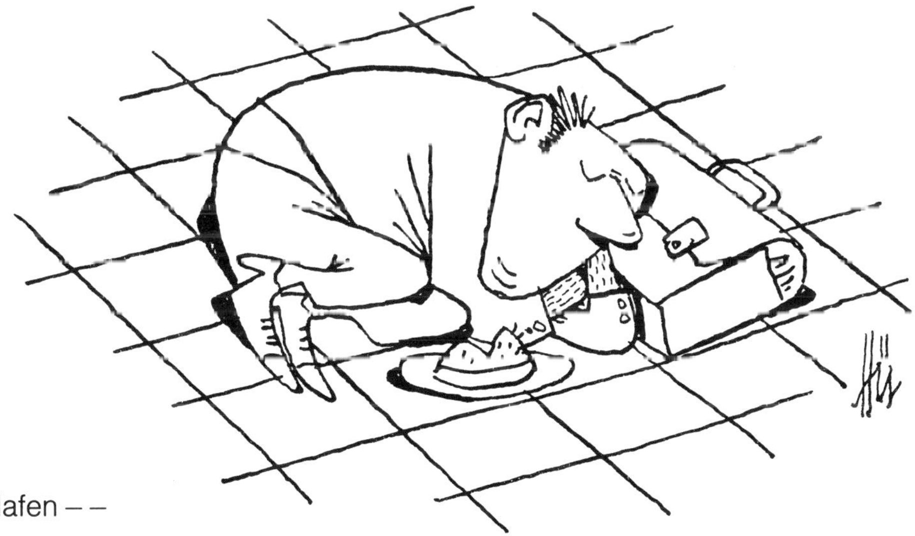

. . . schlafen – –

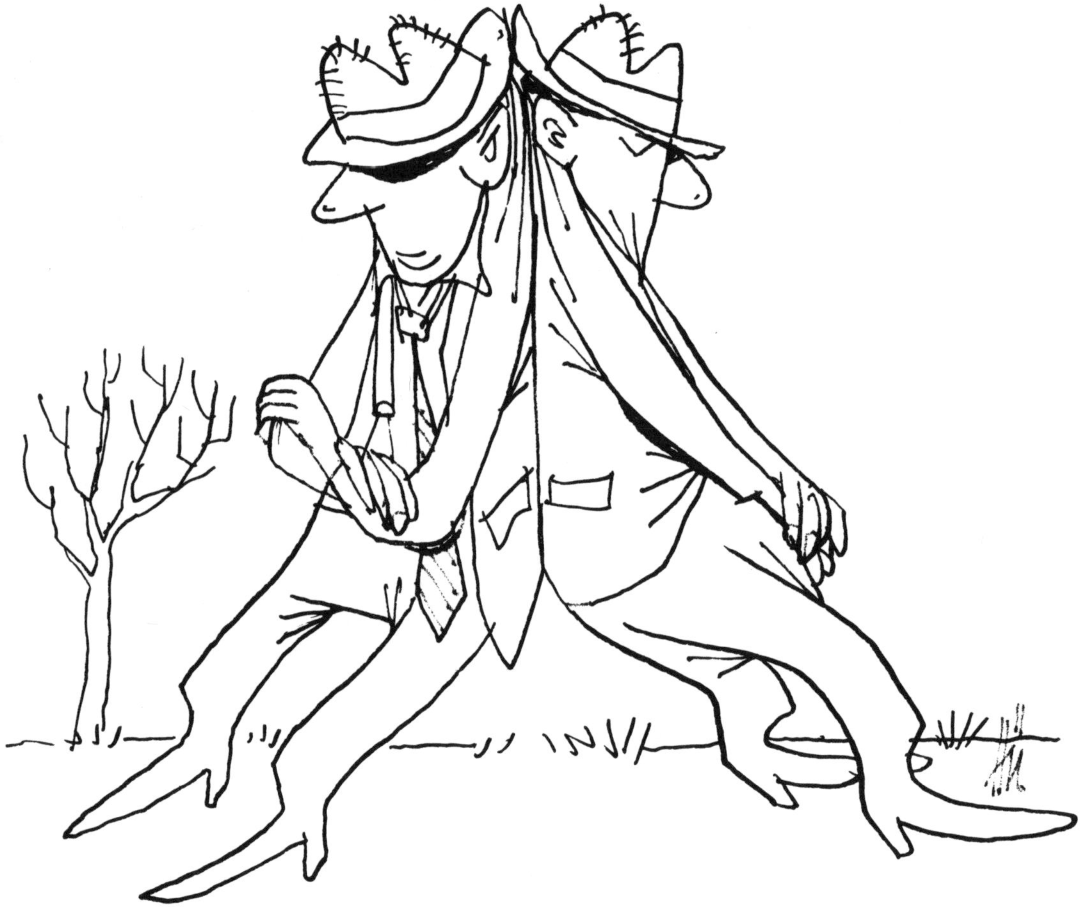

sei's im Stehen ...

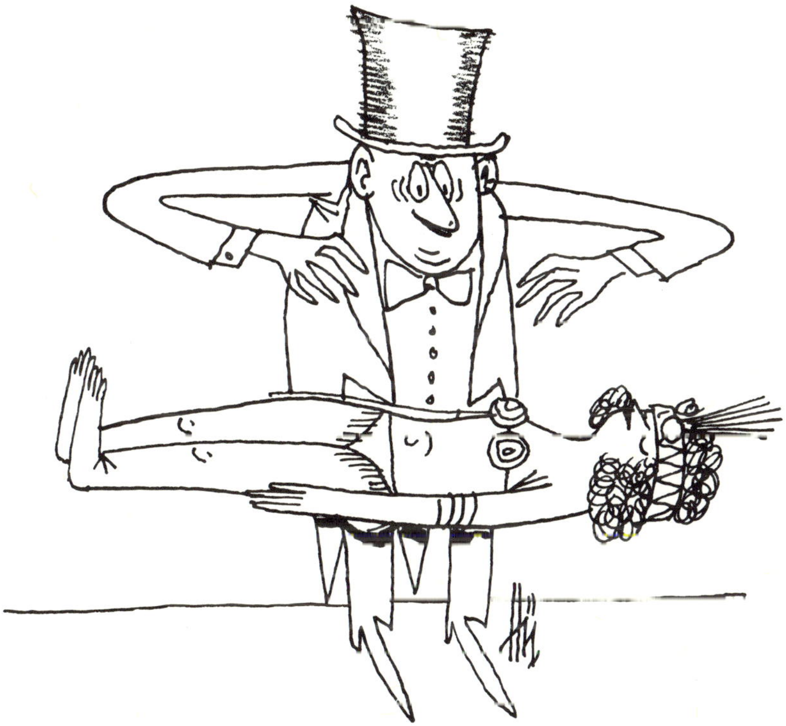

. . . oder im Liegen.

Sexstörungen

MERKE: FRÜHER GALT SEX ALS GESUNDHEITLICH ABTRÄGLICH...

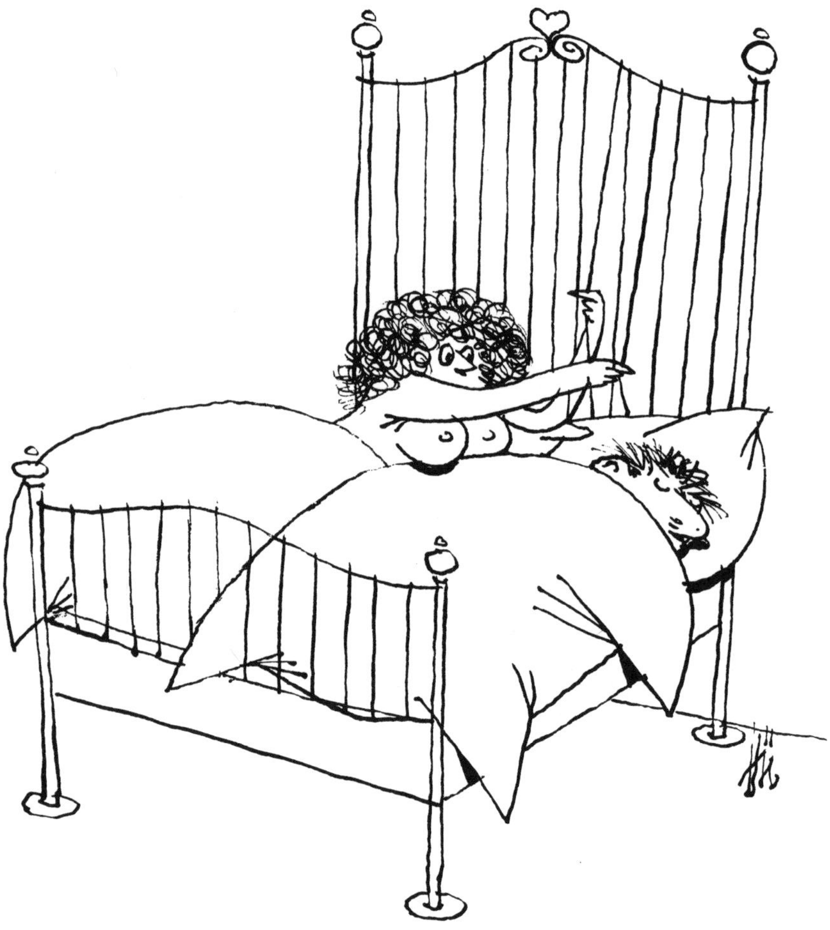

...nach neuesten Erkenntnissen ist das Gegenteil der Fall.

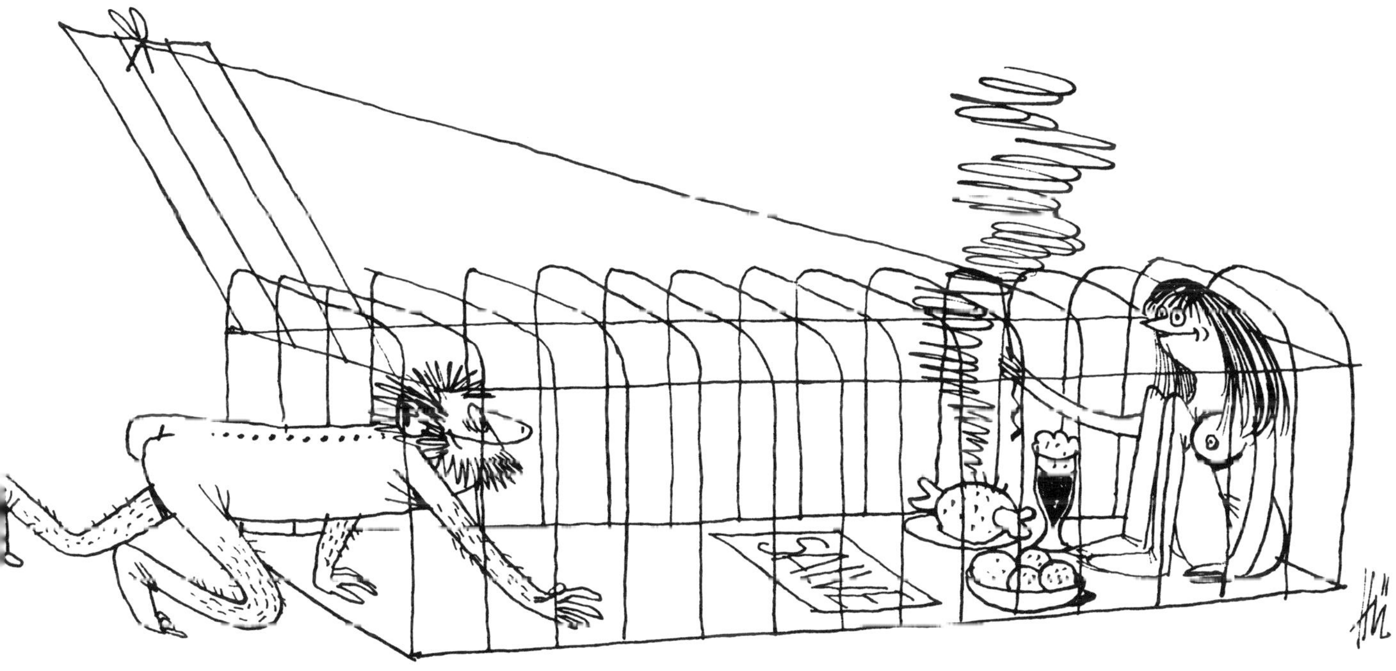

Natürlich muß alles stimmen – Sex allein ist noch lange kein Allheilmittel.

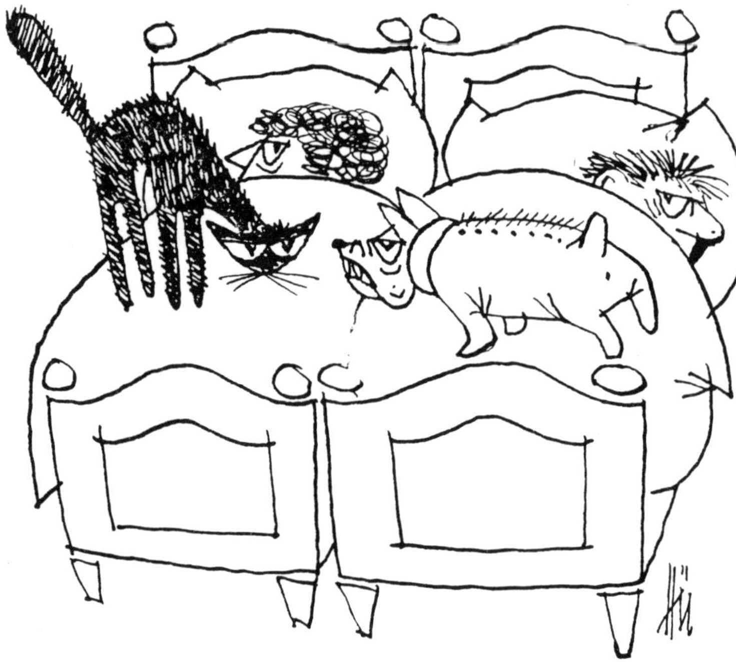

Sexstörungen können viele Gründe haben . . .

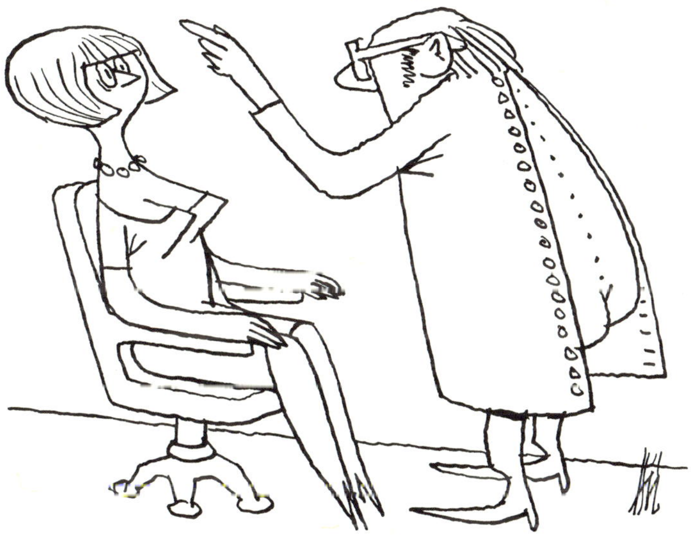

. . . wenn – dann sollte man unbedingt einen Sexberater aufsuchen.

Zivilisationskrankheiten

MERKE: ALLZU ÜPPIGE ERNÄHRUNG = RISIKOFAKTOR NR. 1

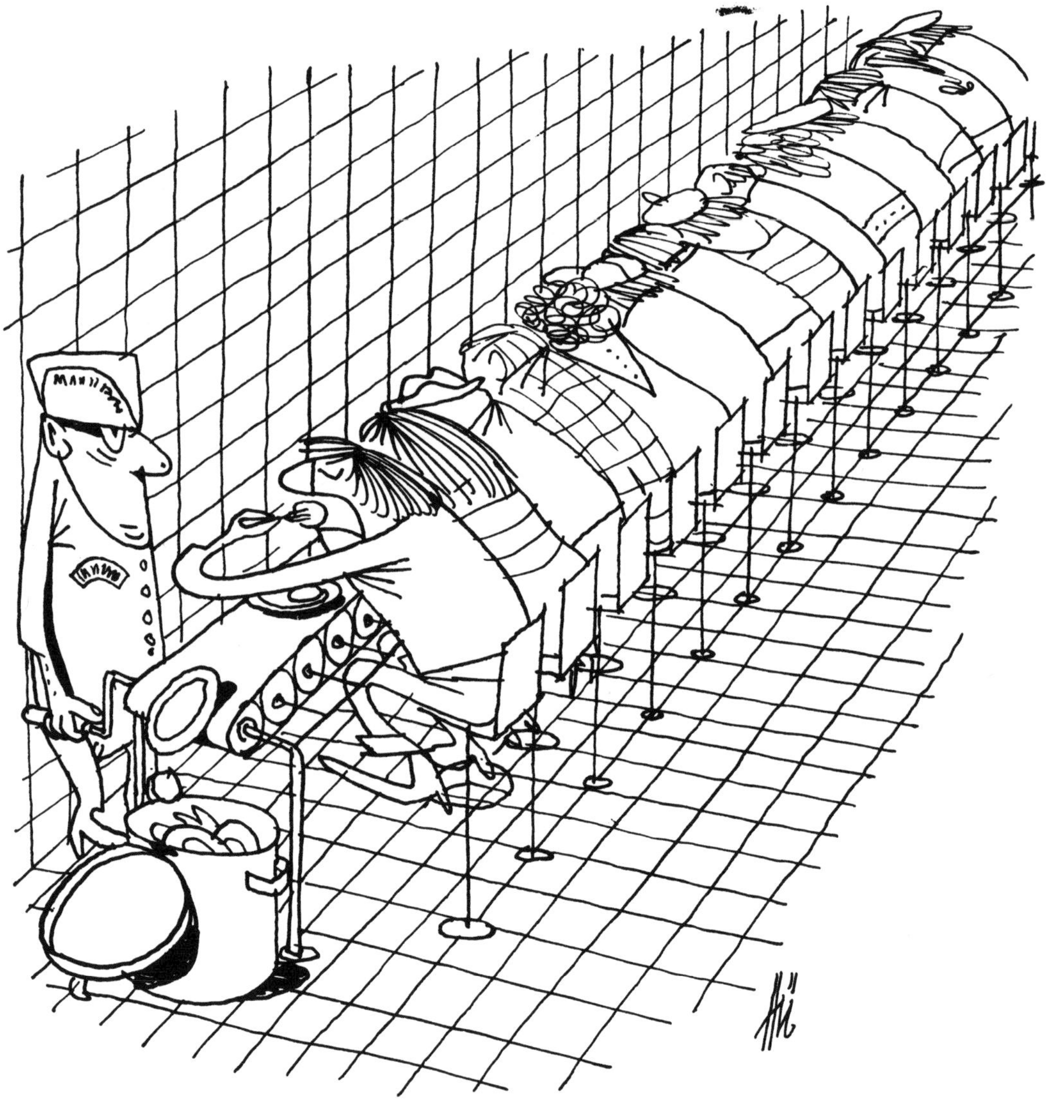

erzeugt durch schlechte . . .

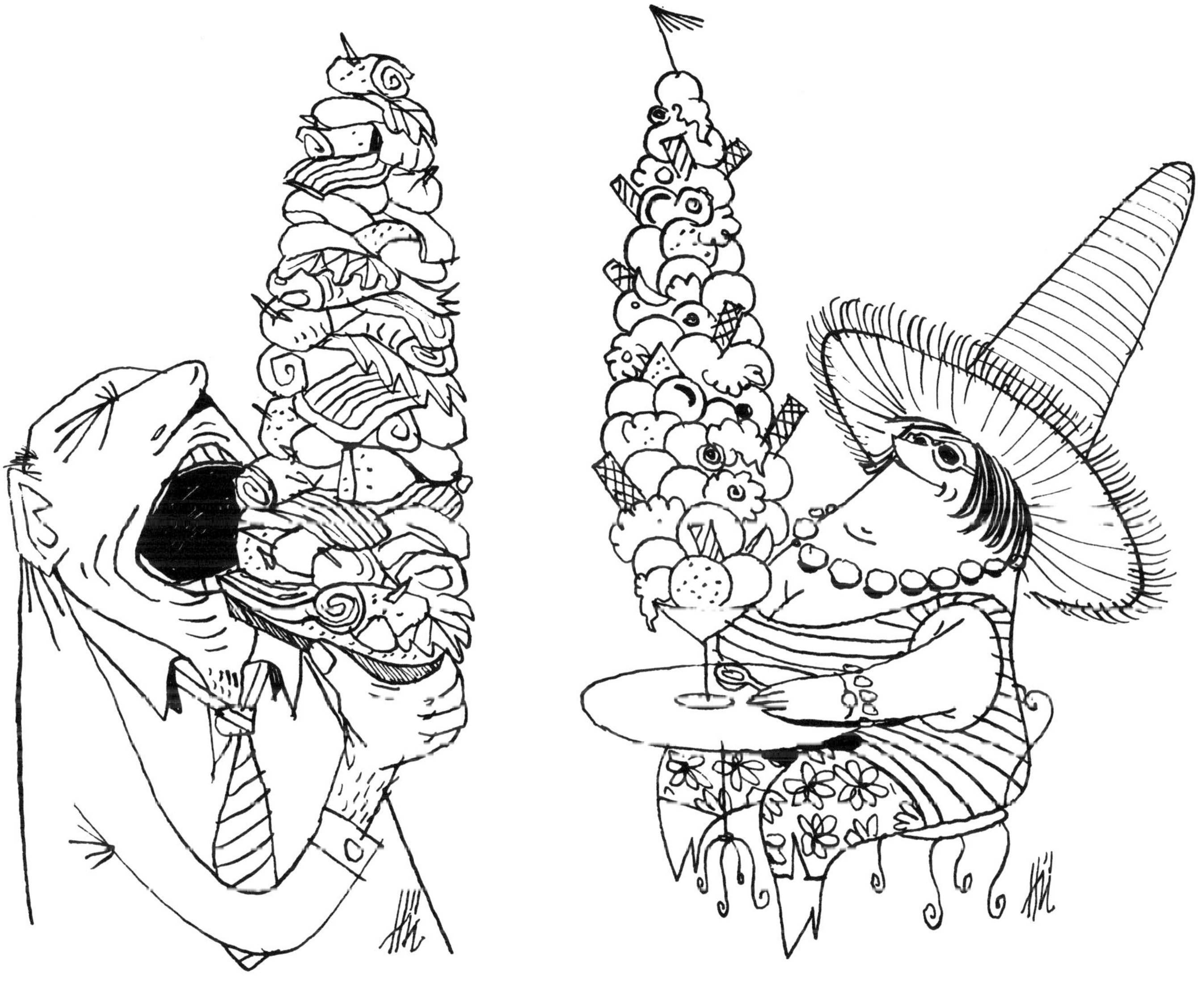

. . . und unmäßige Eßgewohnheiten!

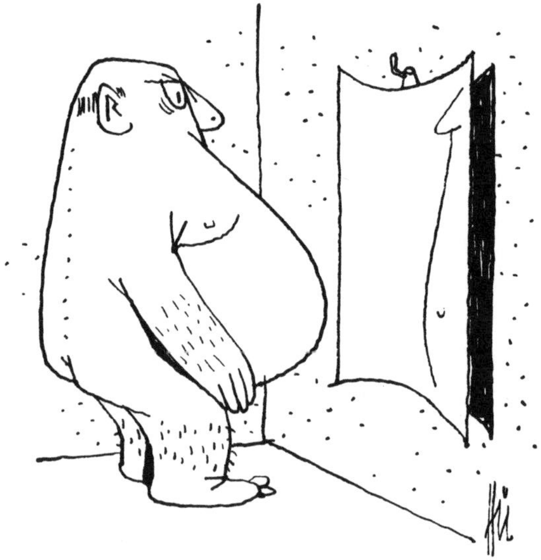

Hüten Sie sich vor Selbstbetrug!

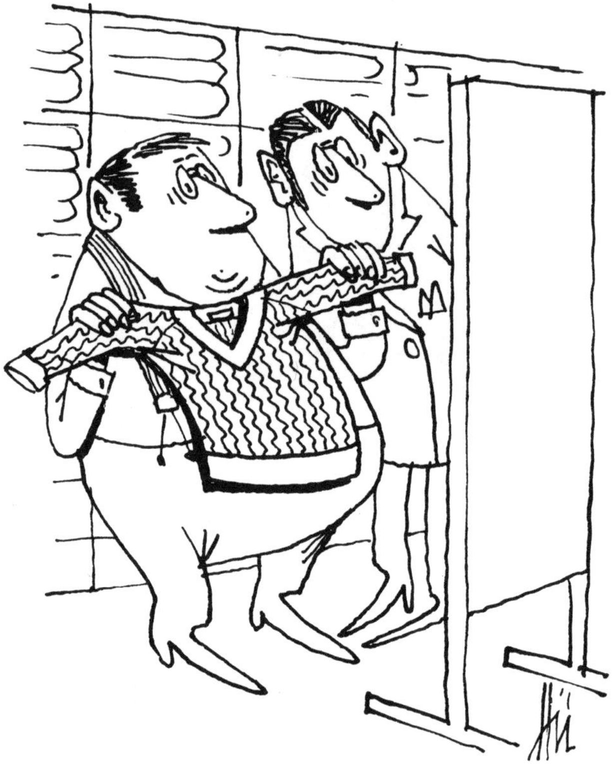

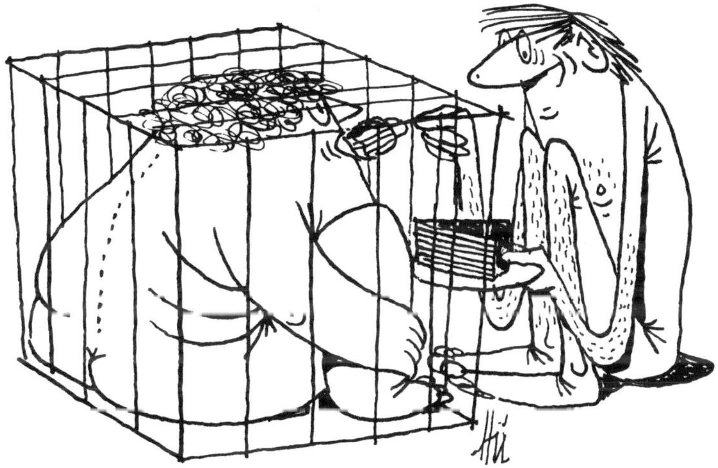

Wer gern viel ißt, sollte sich auch dementsprechend bewegen.

Wie schafft man Abhilfe?

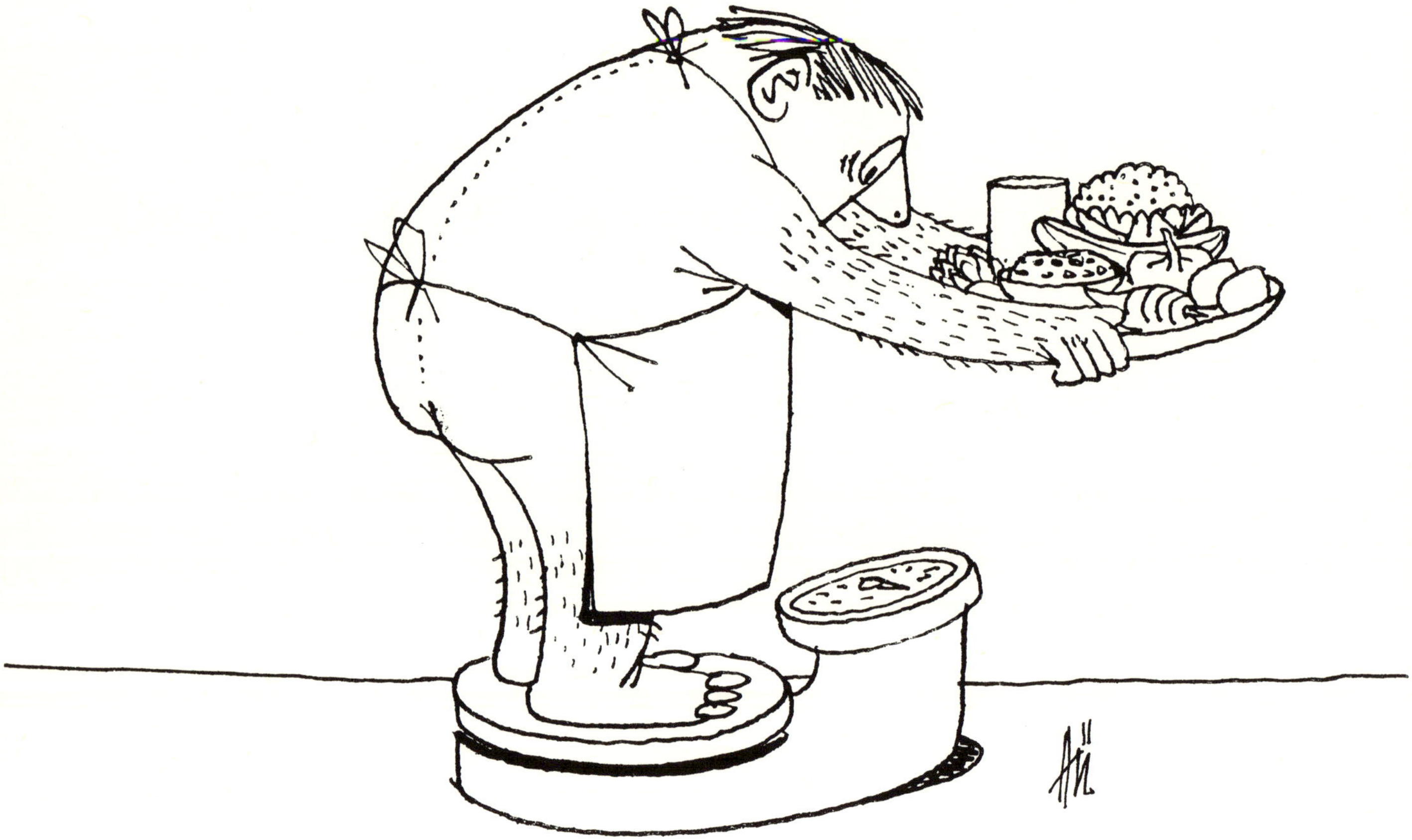

1. Genaue Gewichtskontrollen,

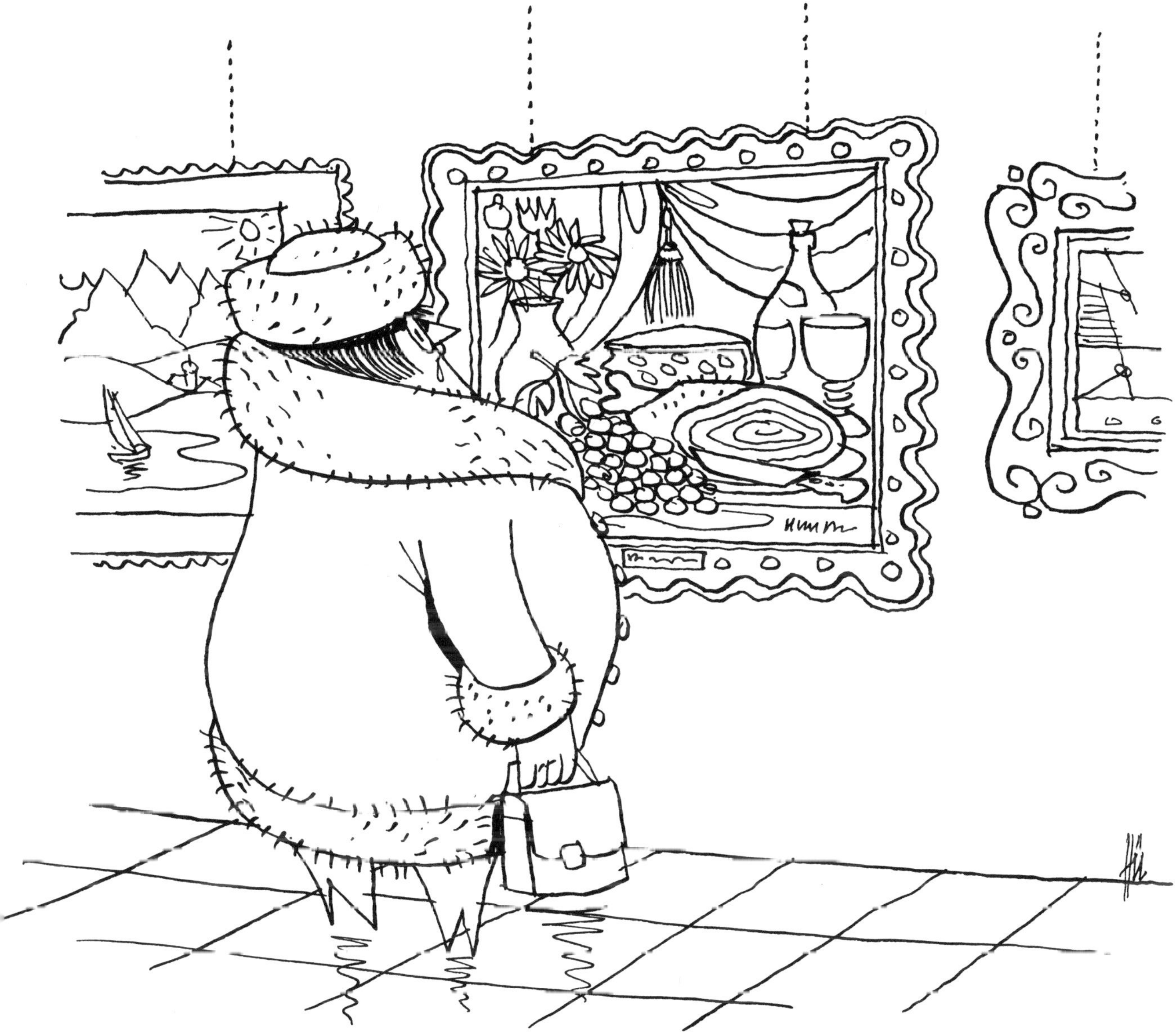

2. Gehen Sie allen Verlockungen aus dem Weg,

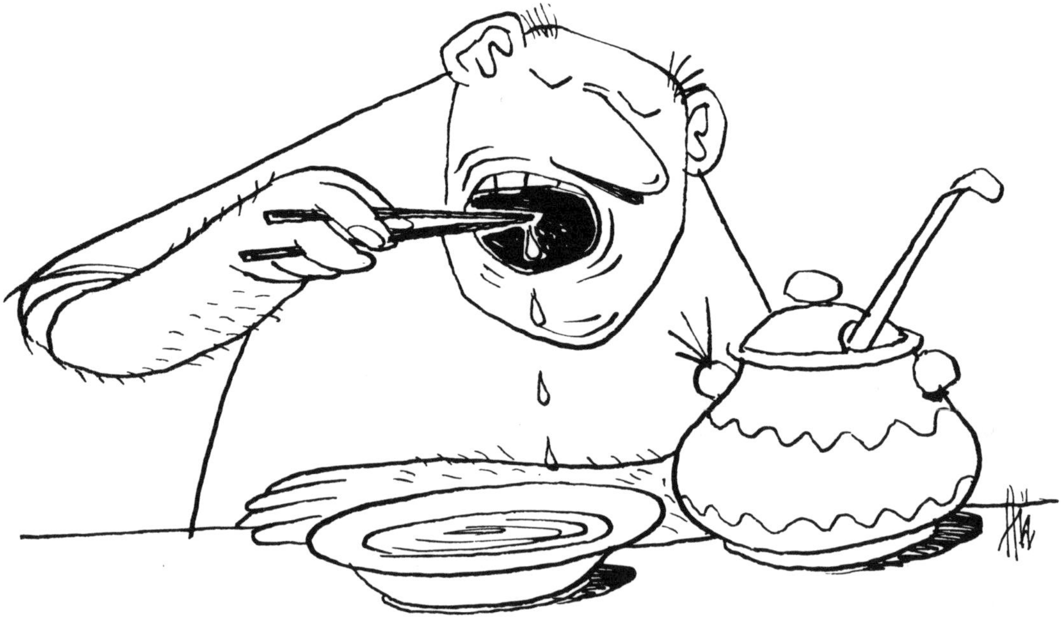

3. Essen Sie Ihre Suppe mit Stäbchen,

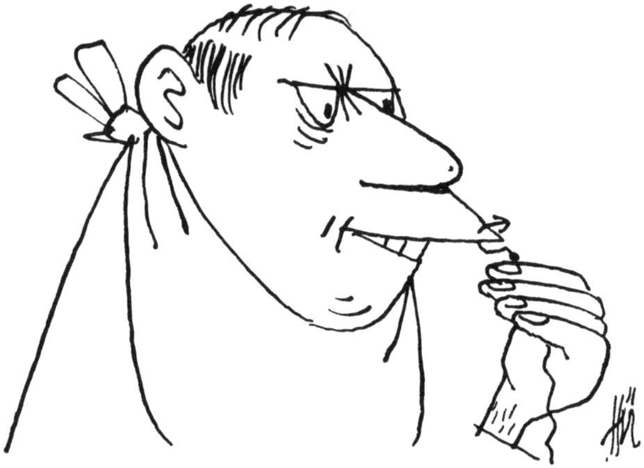

4. Bevorzugen Sie Fischgerichte,

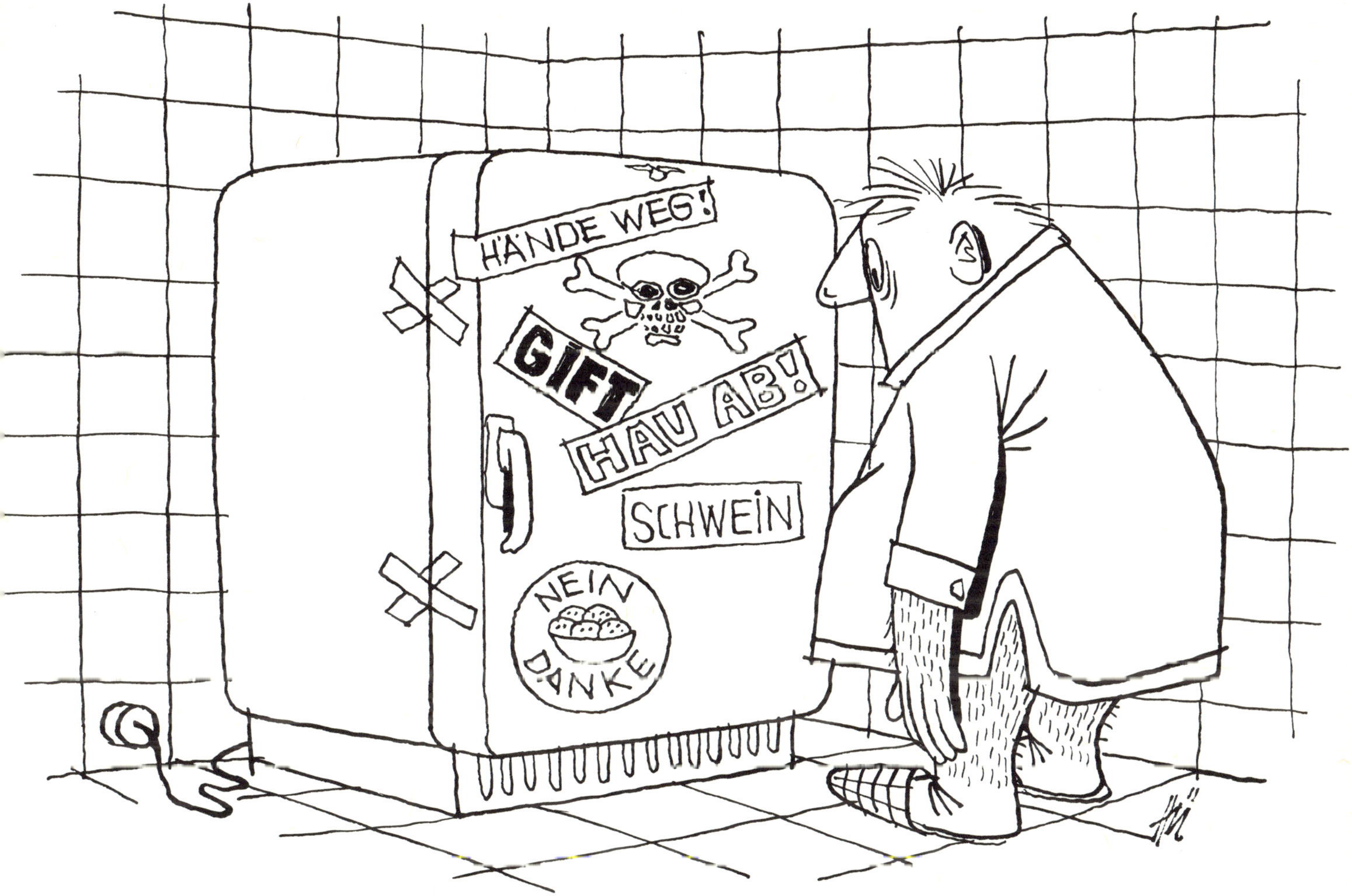

5. Erhöhen Sie die Hemmschwelle,

6. »FdH« – allerdings ein dehnbarer Begriff.

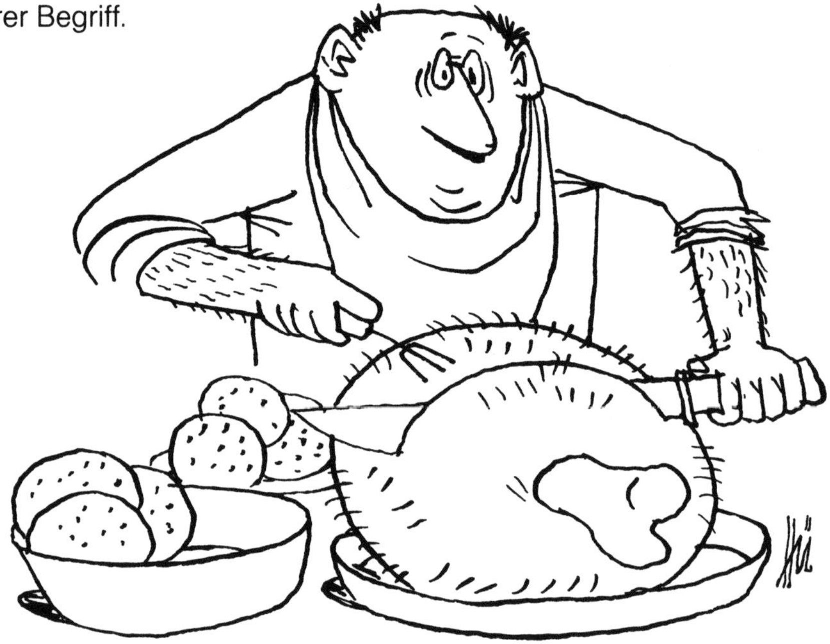

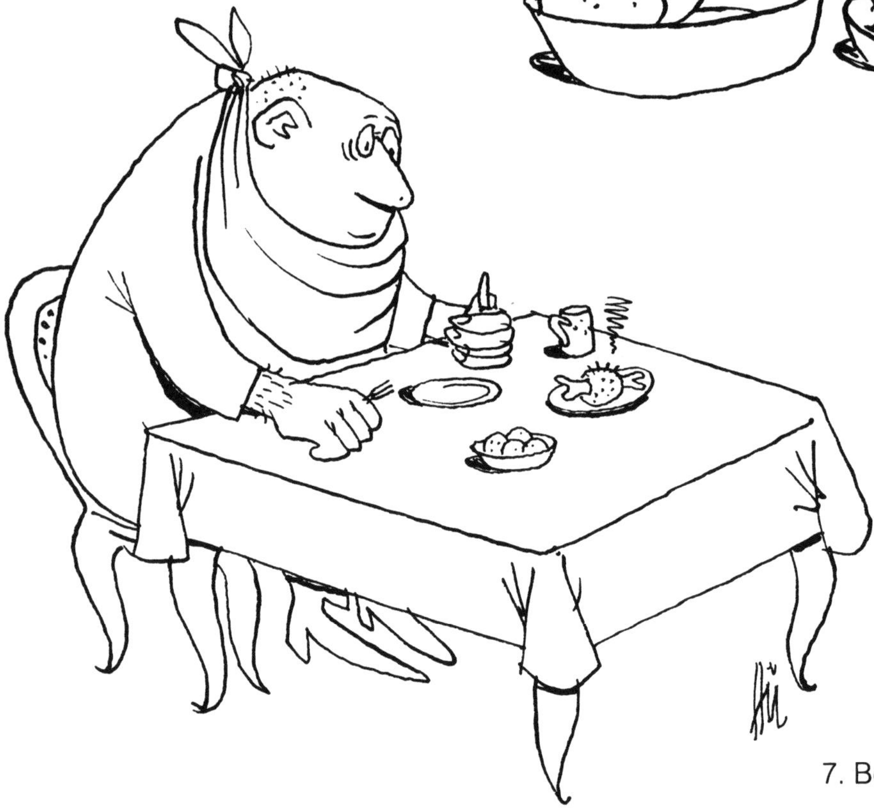

7. Besser: öfter am Tag kleine Portionen.

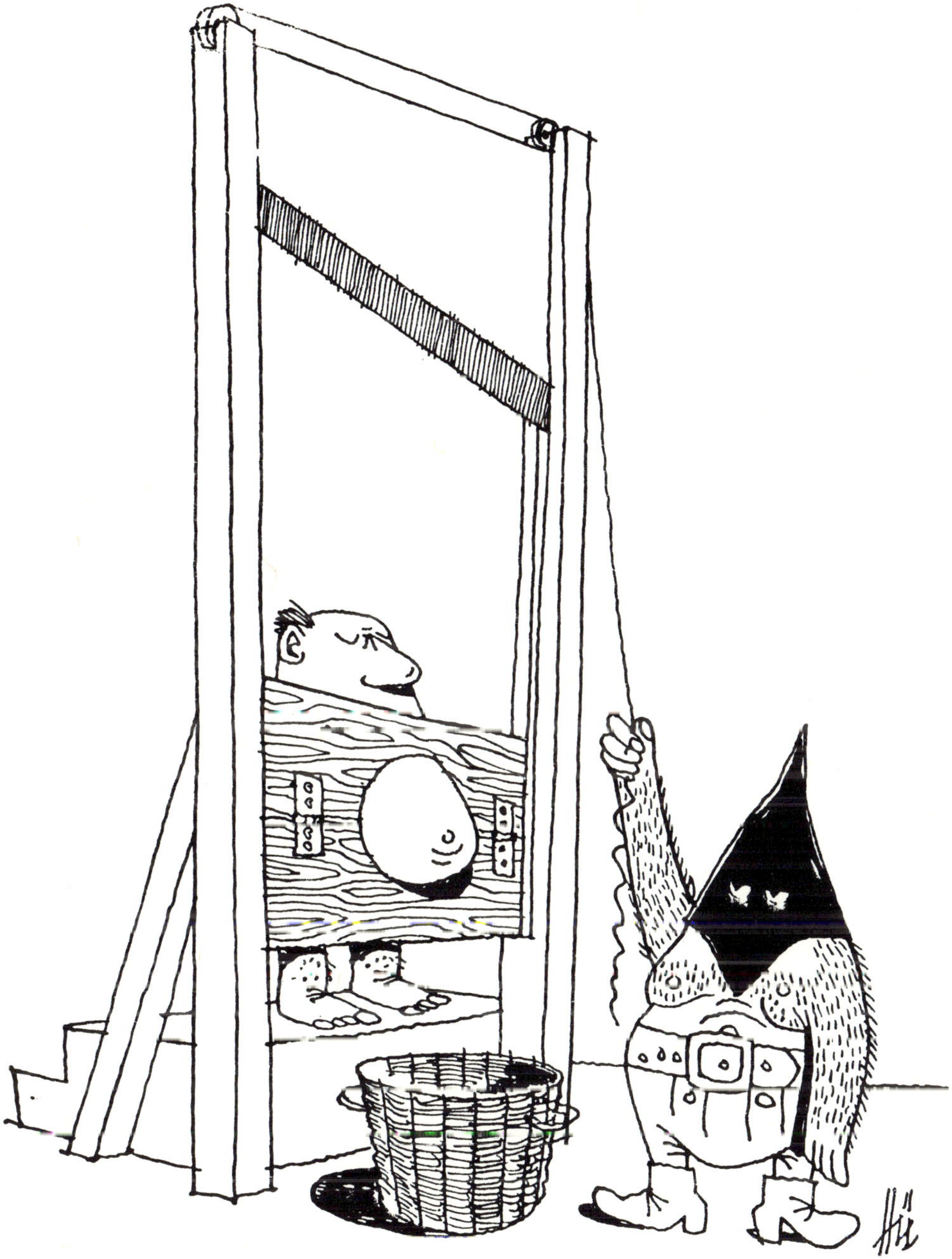

8. Falls gar nichts mehr hilft . . .

MERKE: WENIG SCHLAF = RISIKOFAKTOR NR. 2

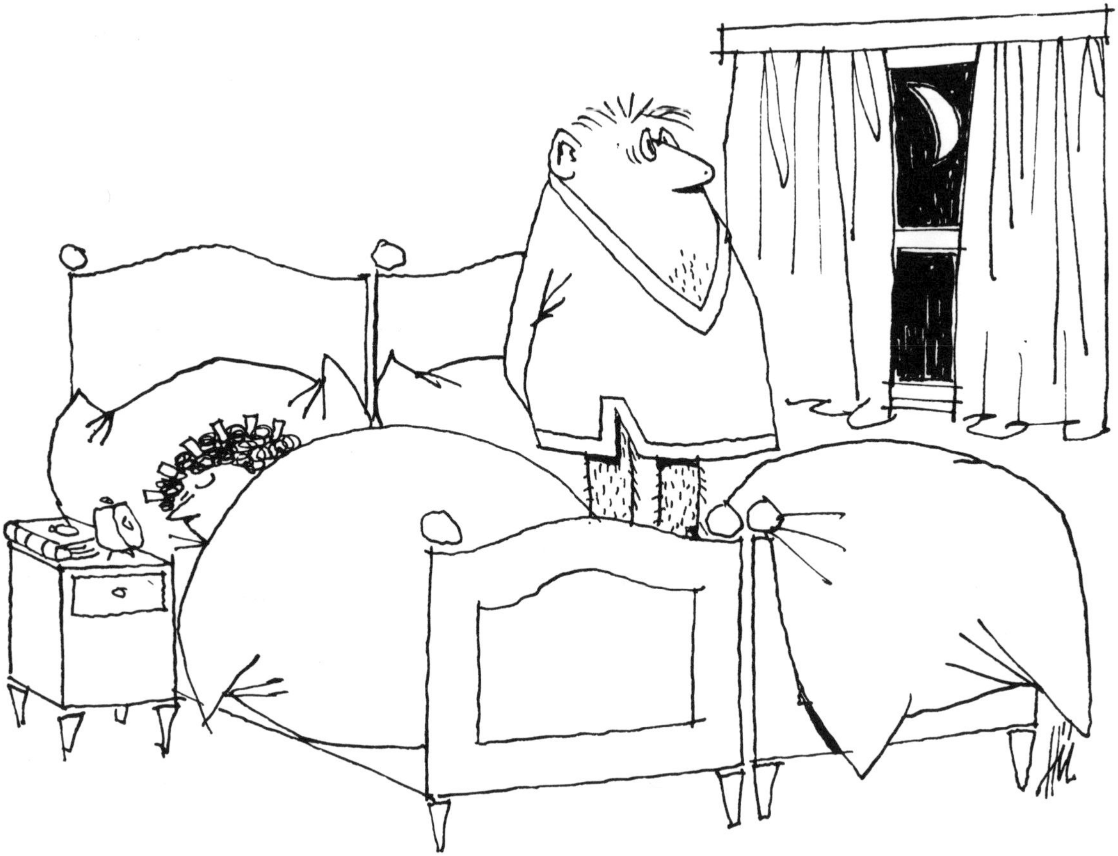

Schlaflosigkeit ist zermürbend...

. . . aber oft liegts nur am Bett . . .

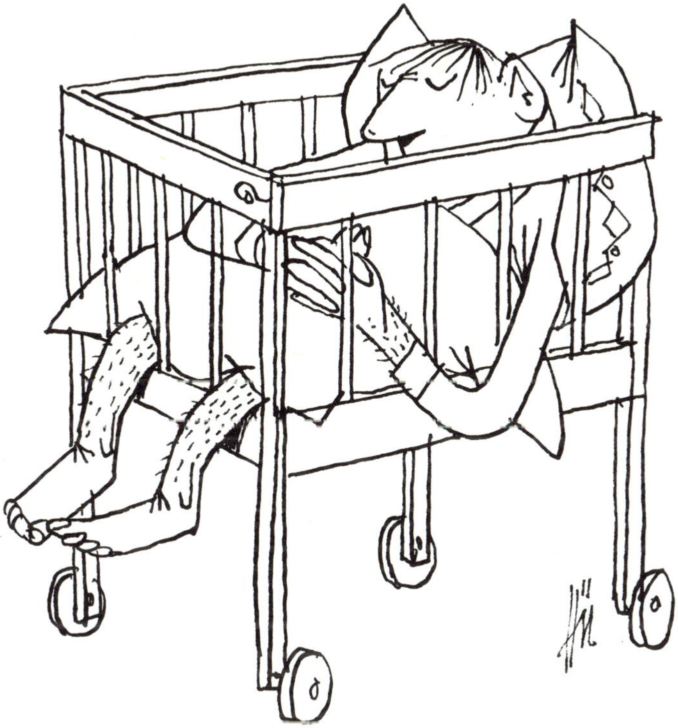

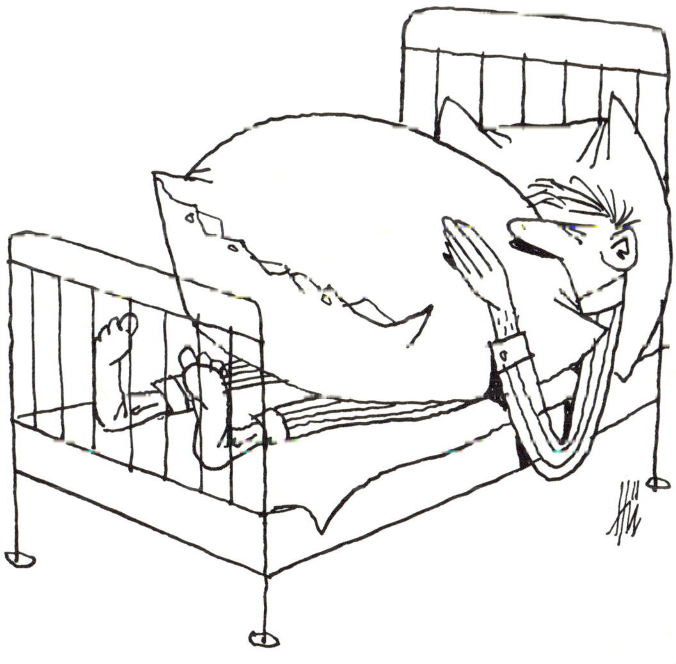

. . . oder am Bettzeug.

Manchmal liegts auch an der Matratze...

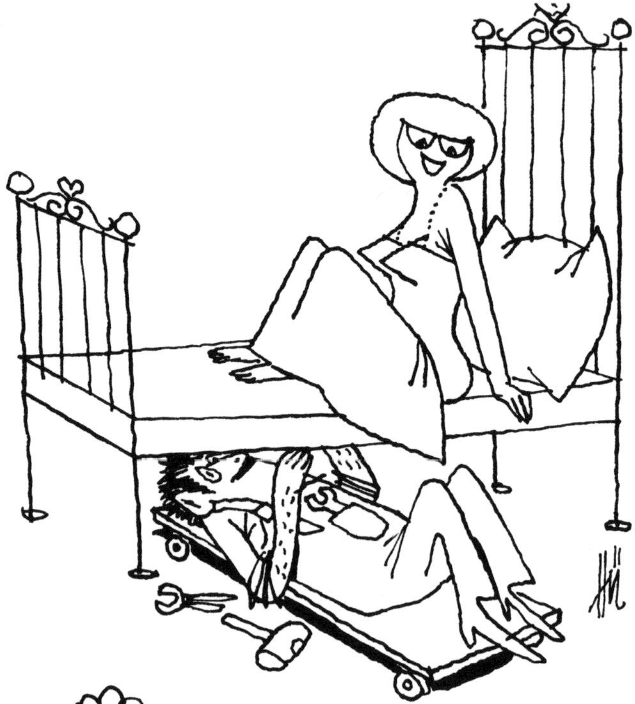

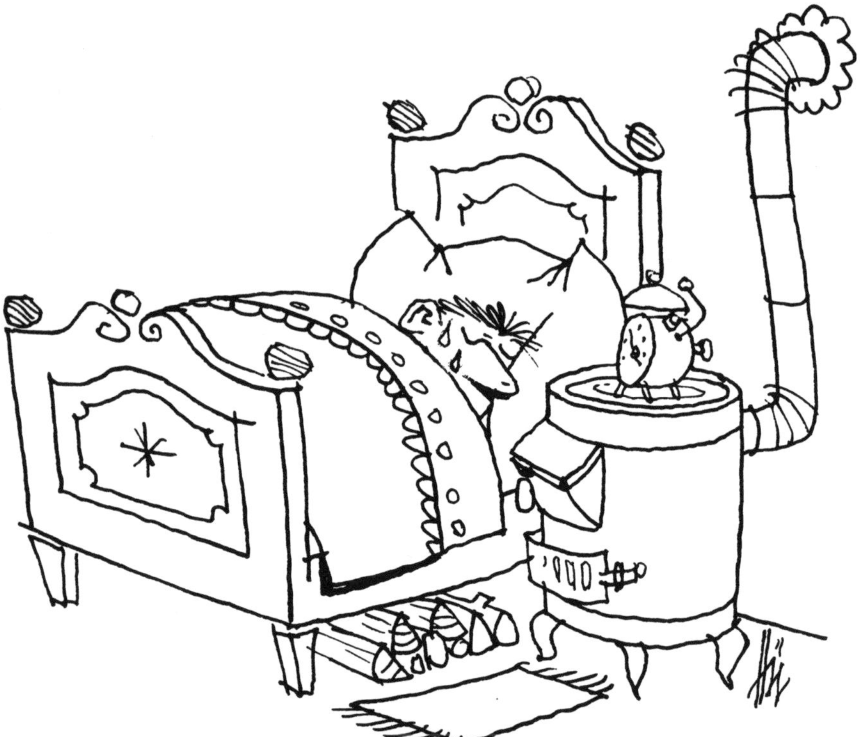

...oder auch
am überheizten Schlafzimmer.

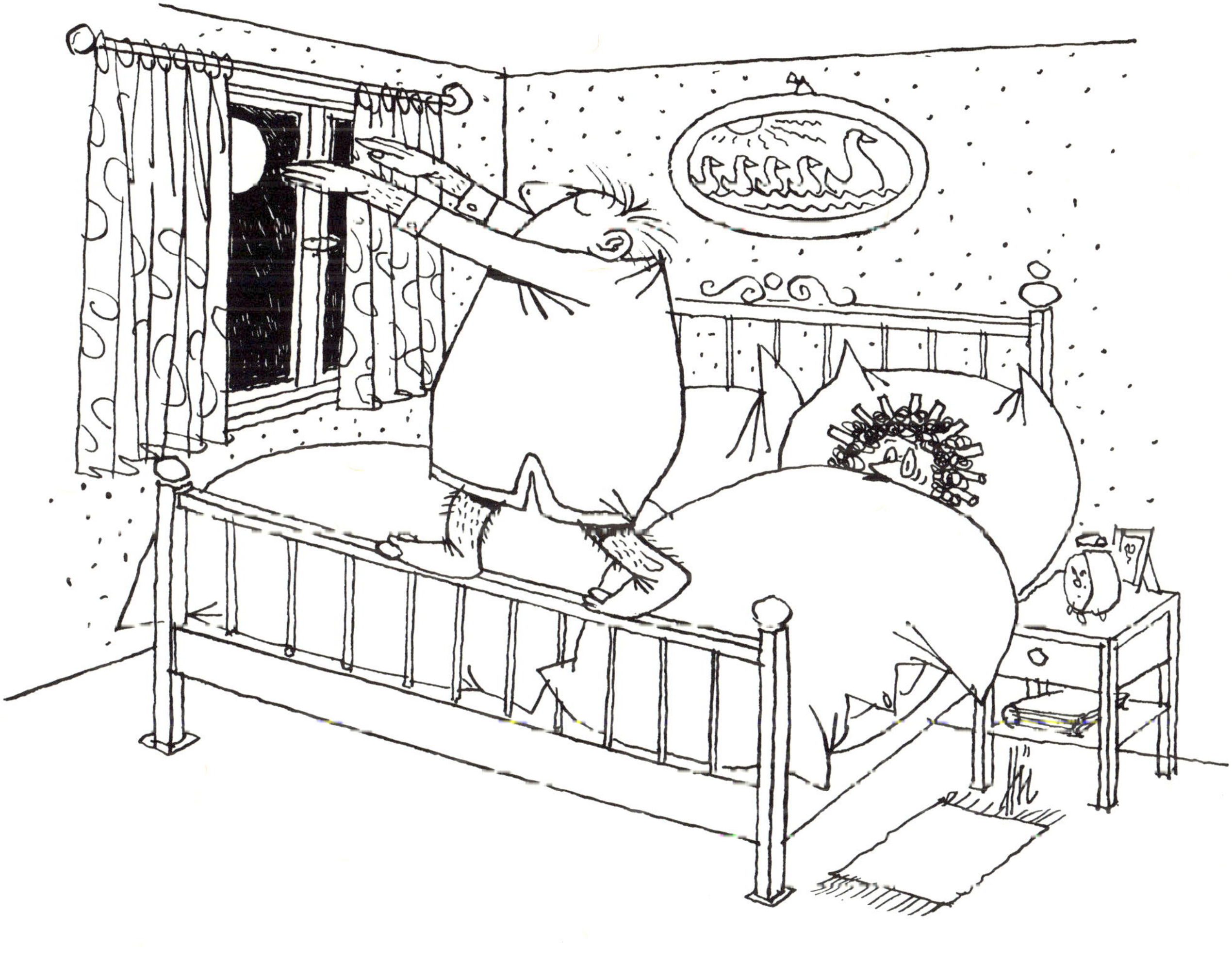

Abartige Formen von Schlafstörungen sollte der Partner mit Gelassenheit hinnehmen.

MERKE: RAUCHEN = RISIKOFAKTOR NR. 3

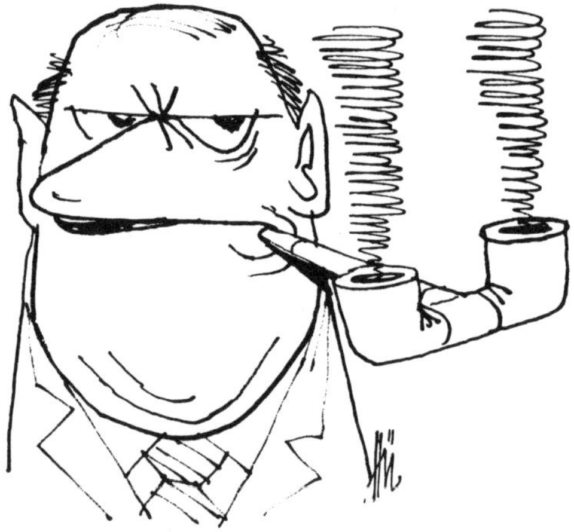

Rauchen ist schädlich – ganz egal was und wie!

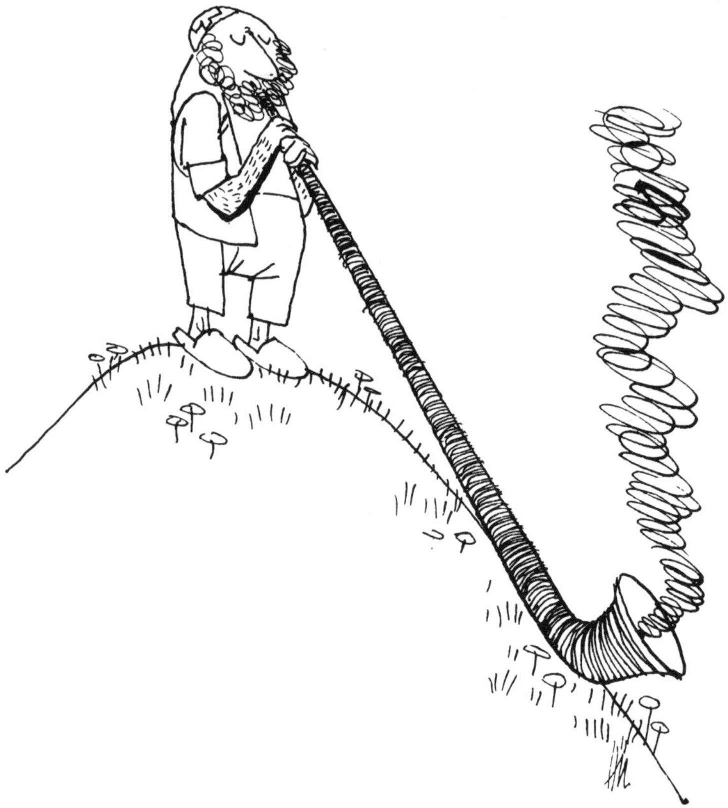

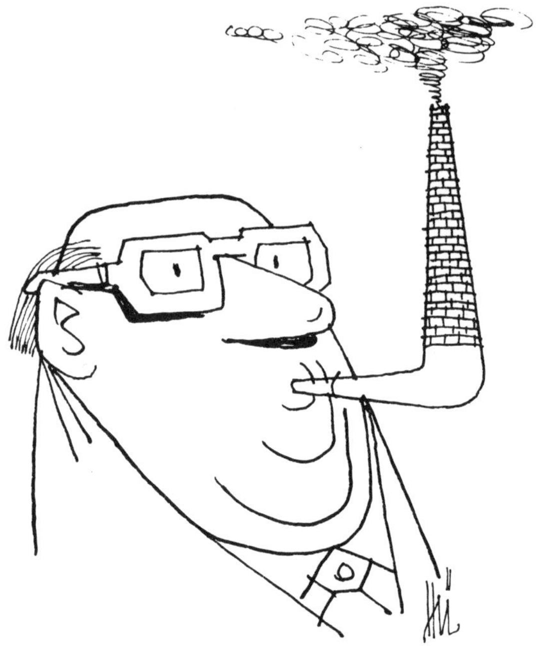

Nicht minder betroffen sind die sog. »passiven« Raucher.

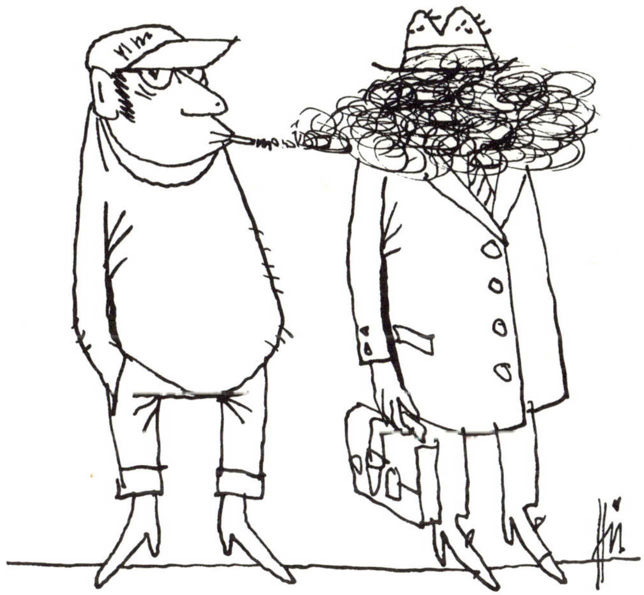

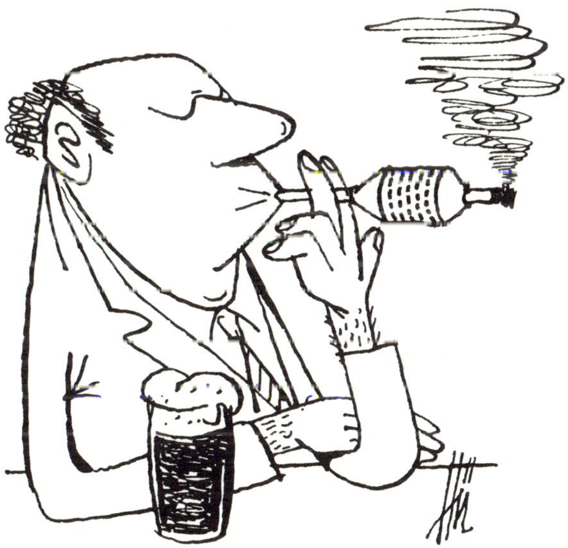

Alle reden vom Katalysator – warum nicht auch beim Rauchen?

MERKE: ALKOHOL = RISIKOFAKTOR NR. 4

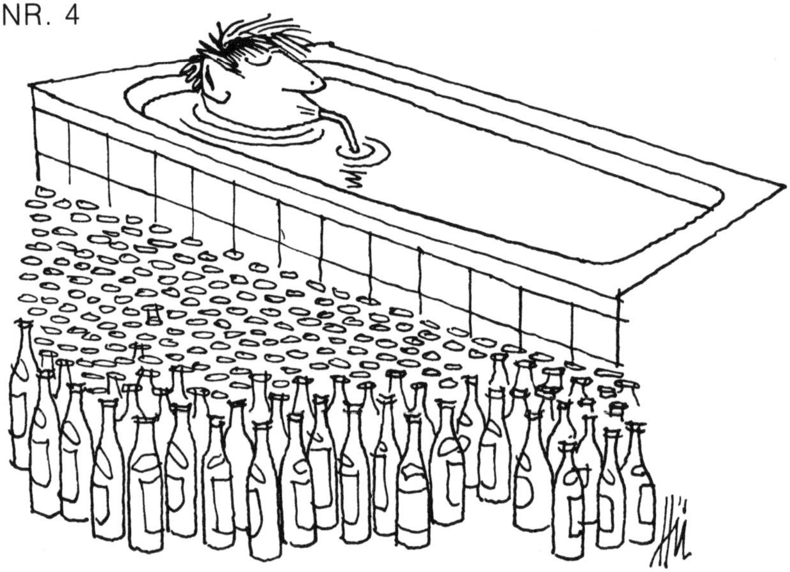

Der Pro-Kopf-Verbrauch an Alkohol
ist in den letzten Jahren
bedenklich angestiegen...

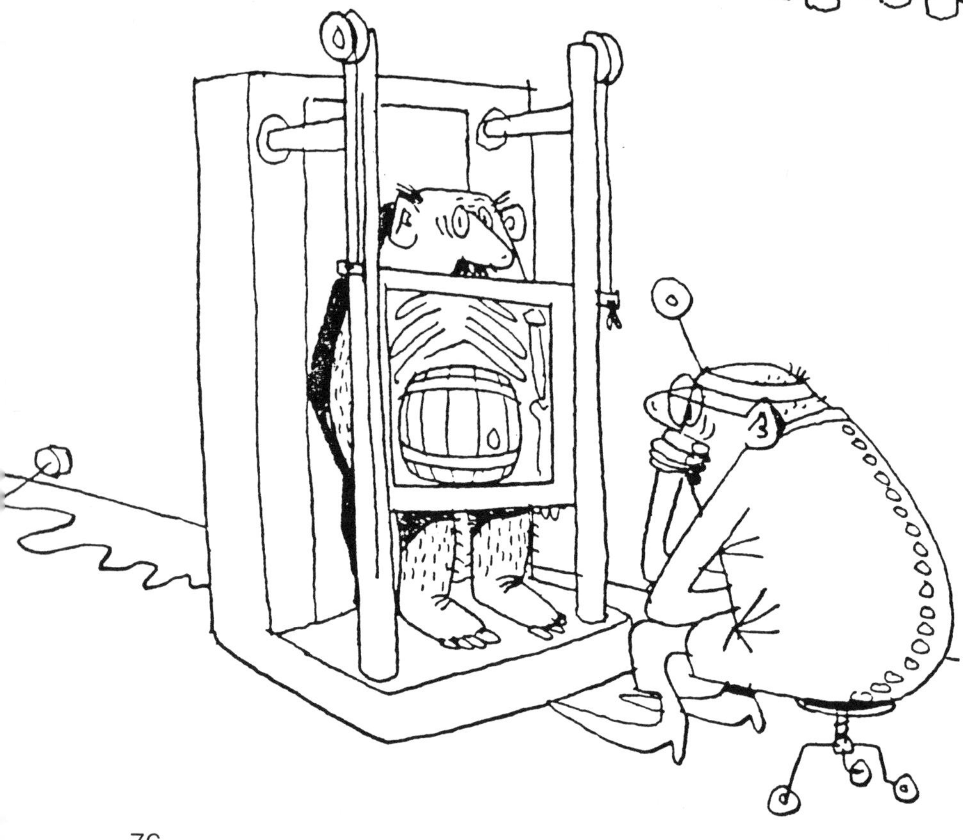

...die Folgen
sind dementsprechend.

Besonders bedenklich stimmt der
Jugendalkoholismus . . .

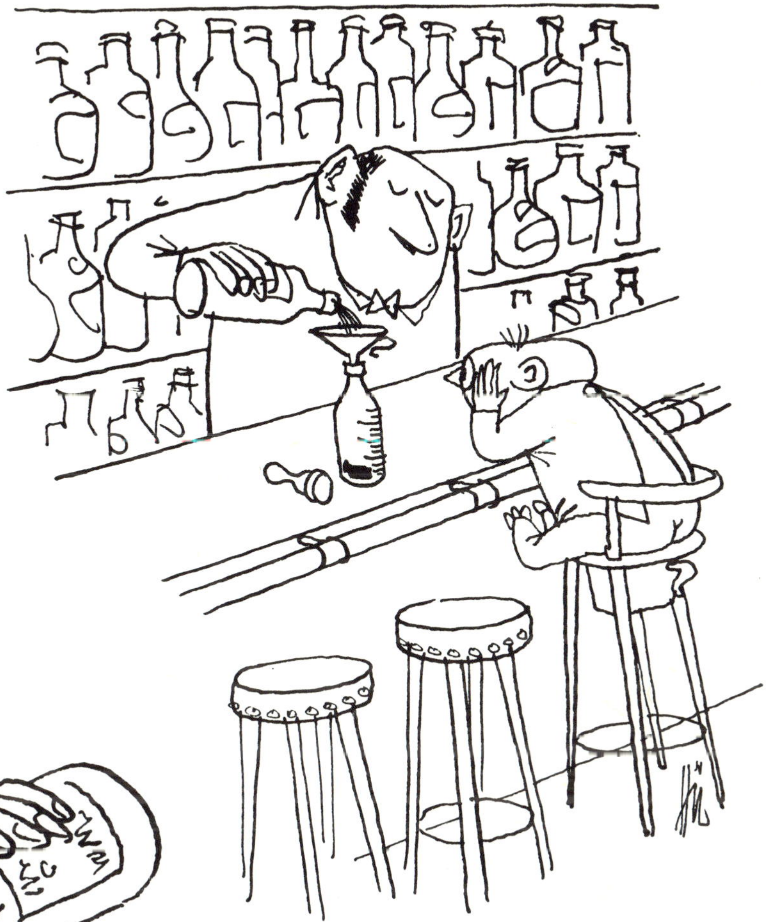

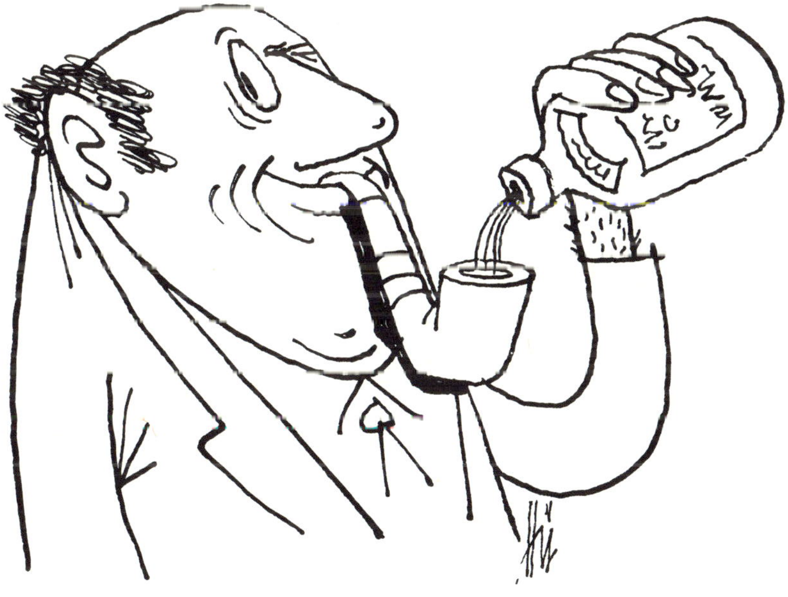

. . . und nicht zuletzt
die Dunkelziffer der stillen Alkoholiker!

MERKE: STRESS = RISIKOFAKTOR NR. 5

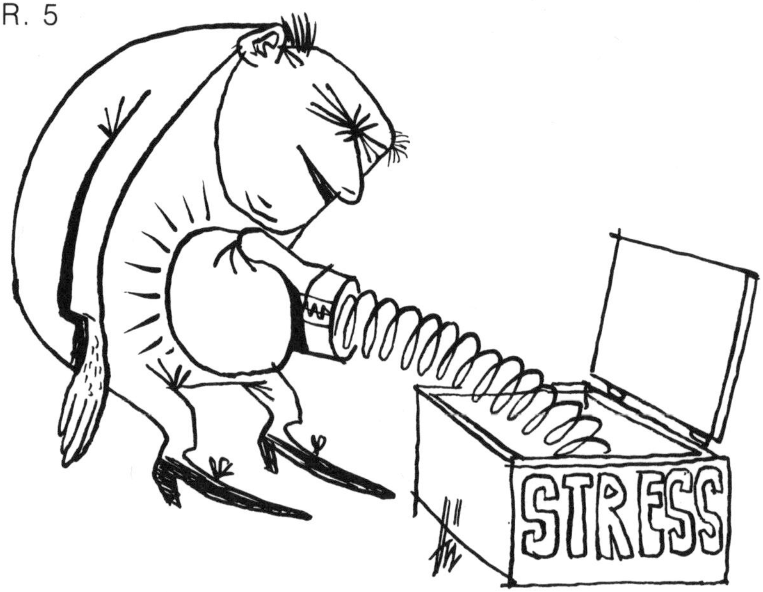

Ursache manchen Übels . . .

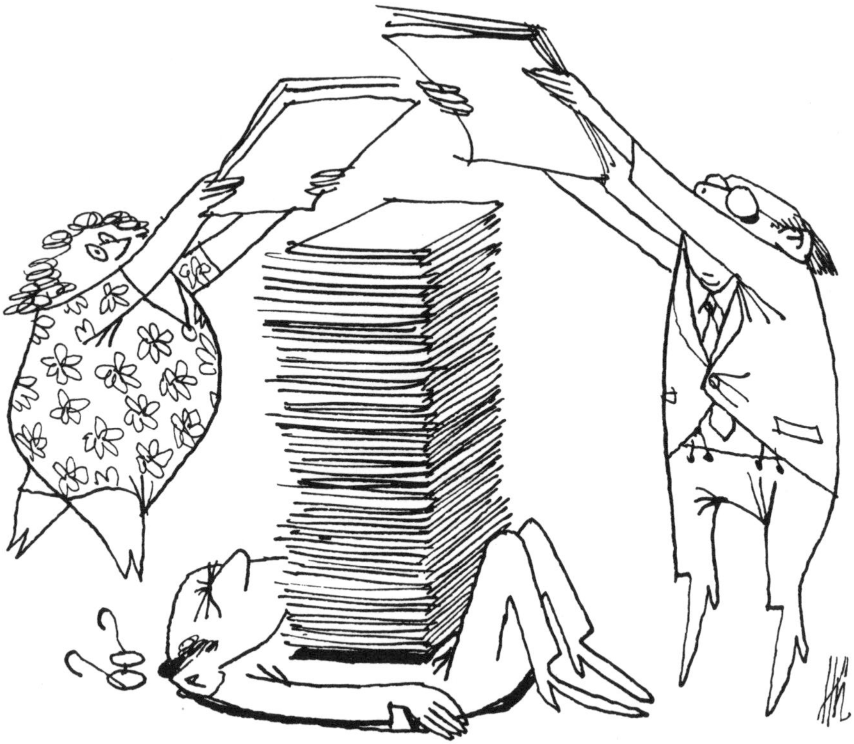

Hüten Sie sich
vor Arbeitsüberlastung!

Lassen Sie sich nicht provozieren …

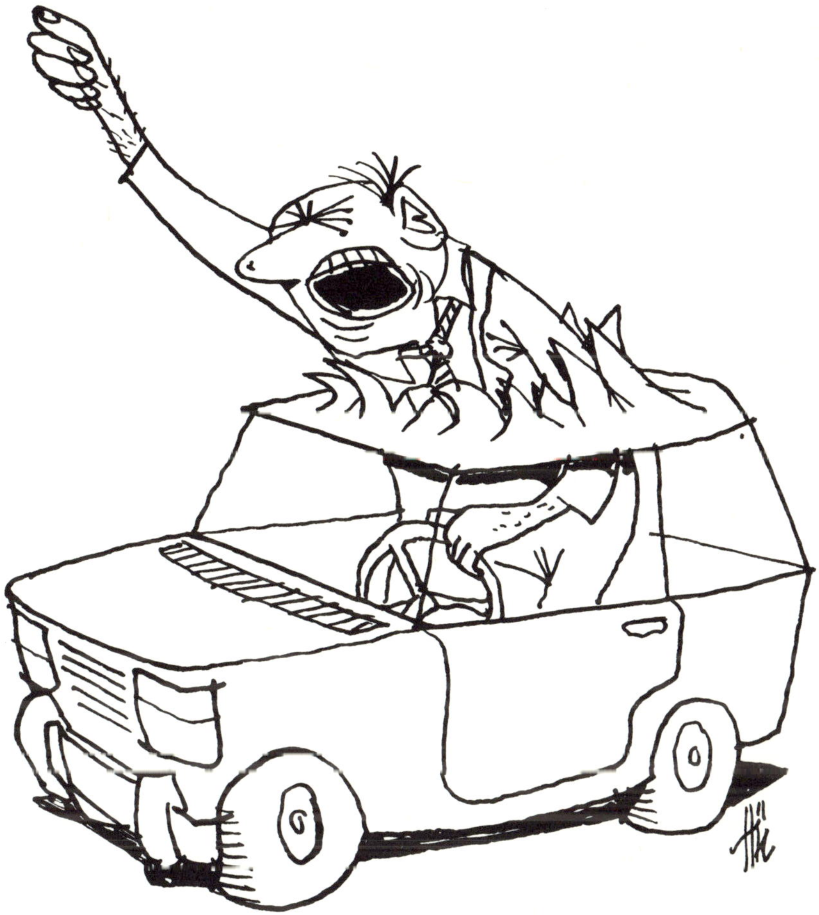

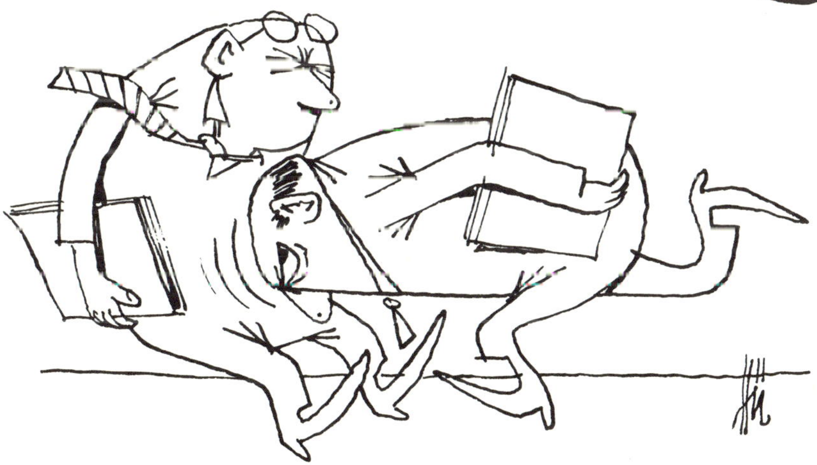

… vermeiden Sie Ärger mit Kollegen.

MERKE: UMWELTVERSCHMUTZUNG = RISIKOFAKTOR NR. 6

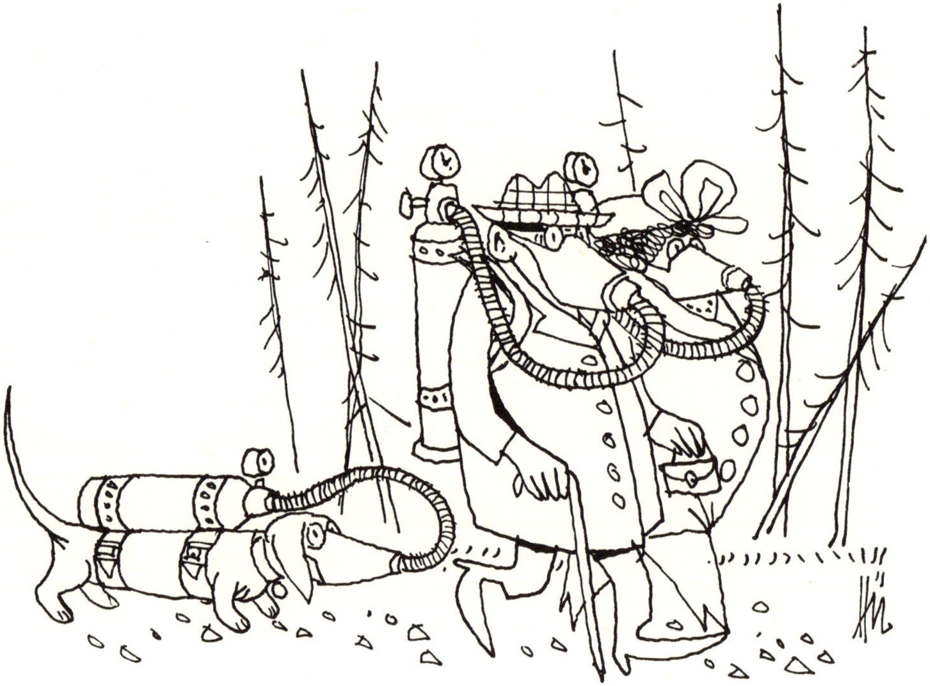

Schützen Sie sich – so gut es geht . . .

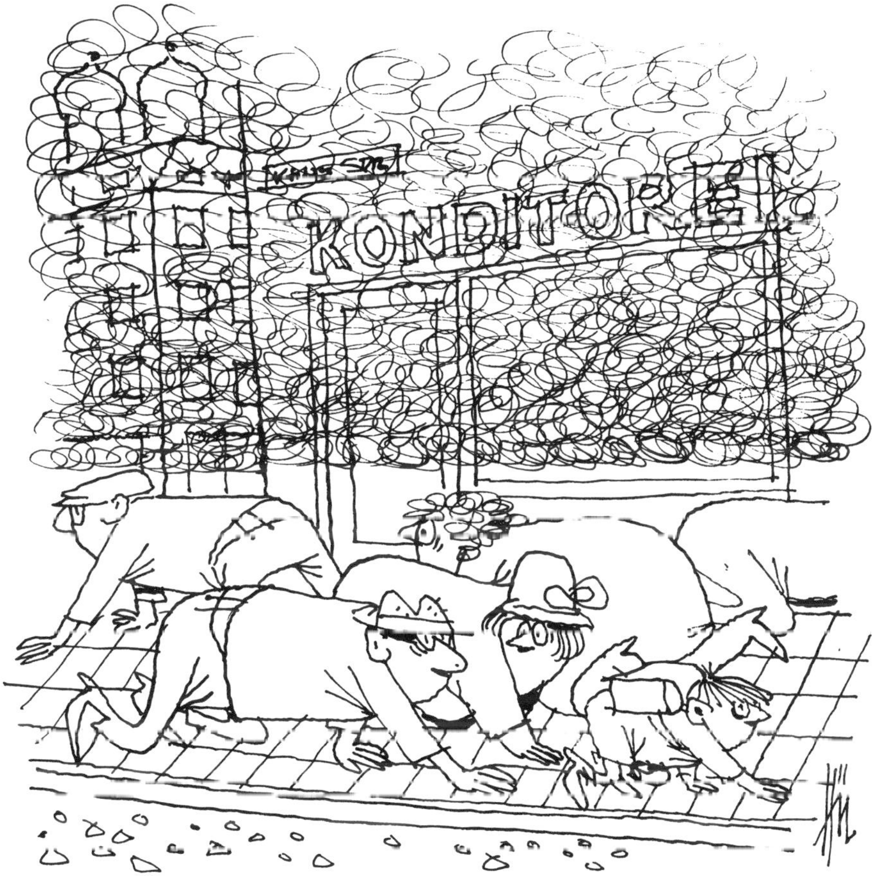

…und bewegen Sie sich möglichst in den unteren Luftschichten!

Erste Hilfe

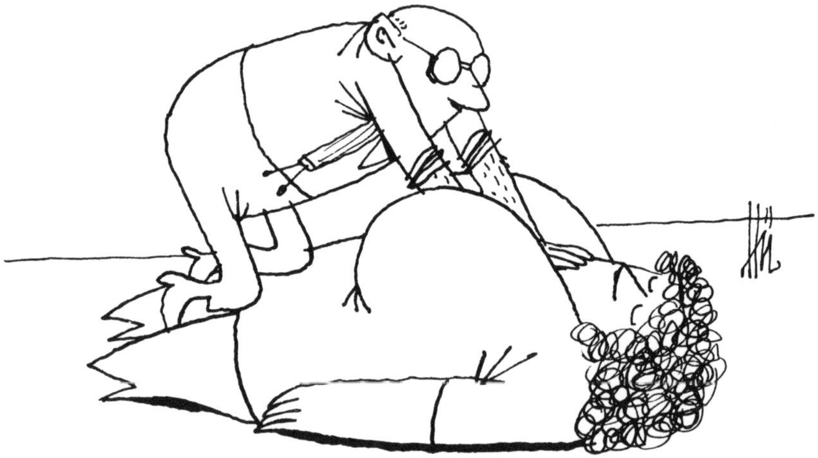

In jeder Familie sollte mindestens ein Mitglied in der Lage sein, bei kleineren Zwischenfällen helfend einzugreifen.

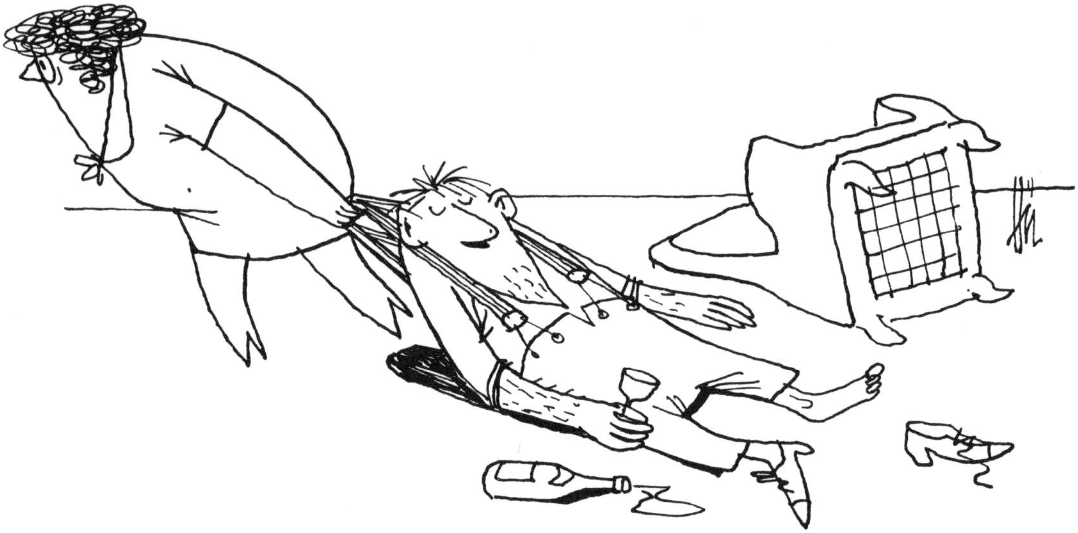

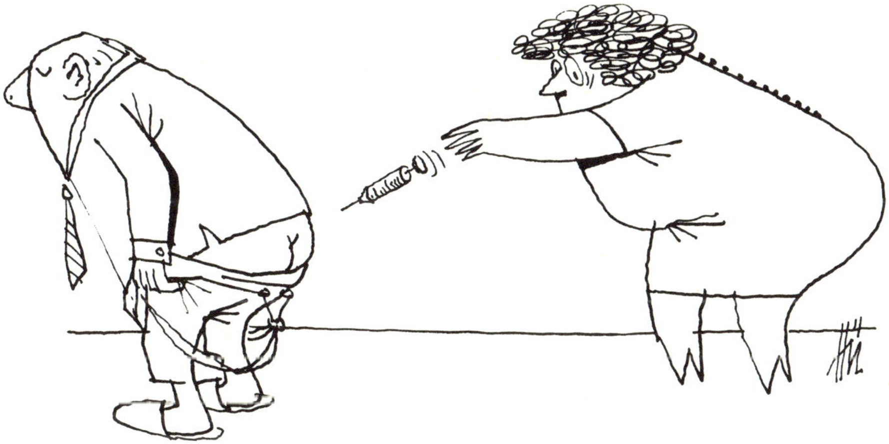

Wichtig ist, durch regelmäßige Übungen für den Ernstfall gerüstet zu sein!

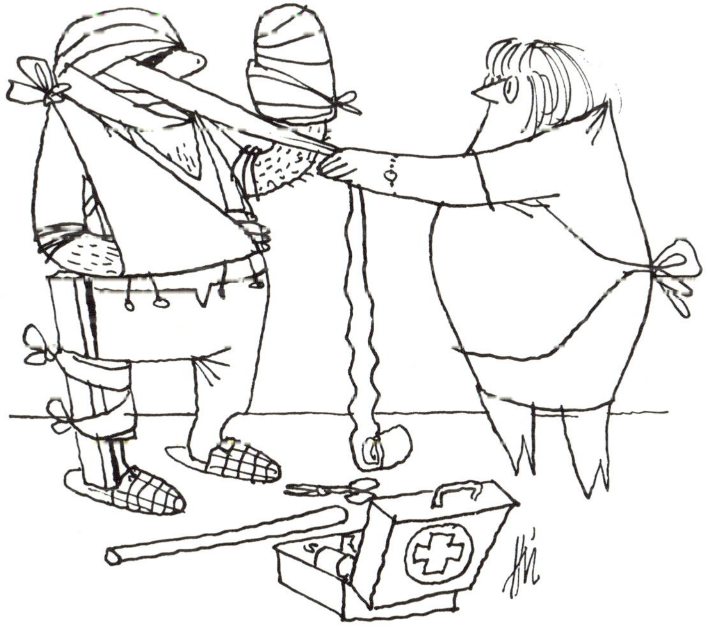

Ärztliche Hilfe

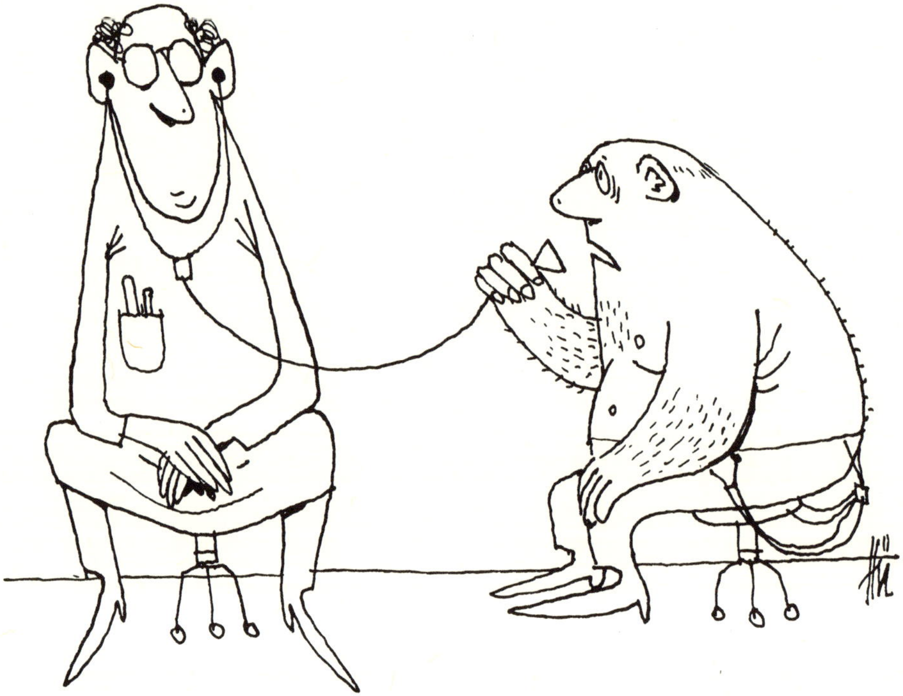

MERKE: Falls die Ratschläge und Tips aus der »Lebenshilfe für Gesundheit« nicht mehr ausreichen, sollten Sie sich einem Arzt anvertrauen . . .

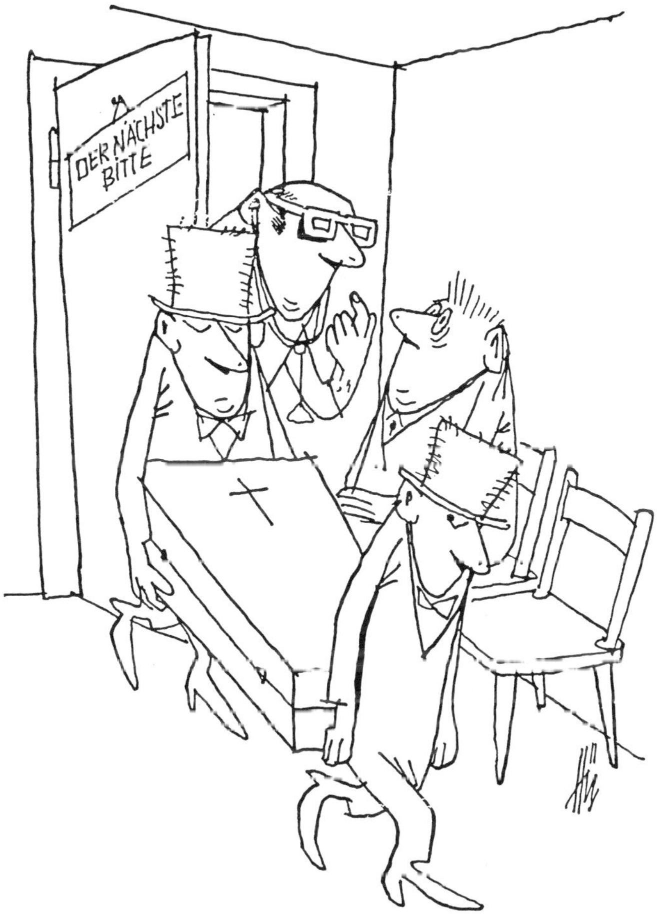

. . . ehe es zu spät ist.

Nehmen Sie die Ermahnungen
Ihres Arztes ernst . . .

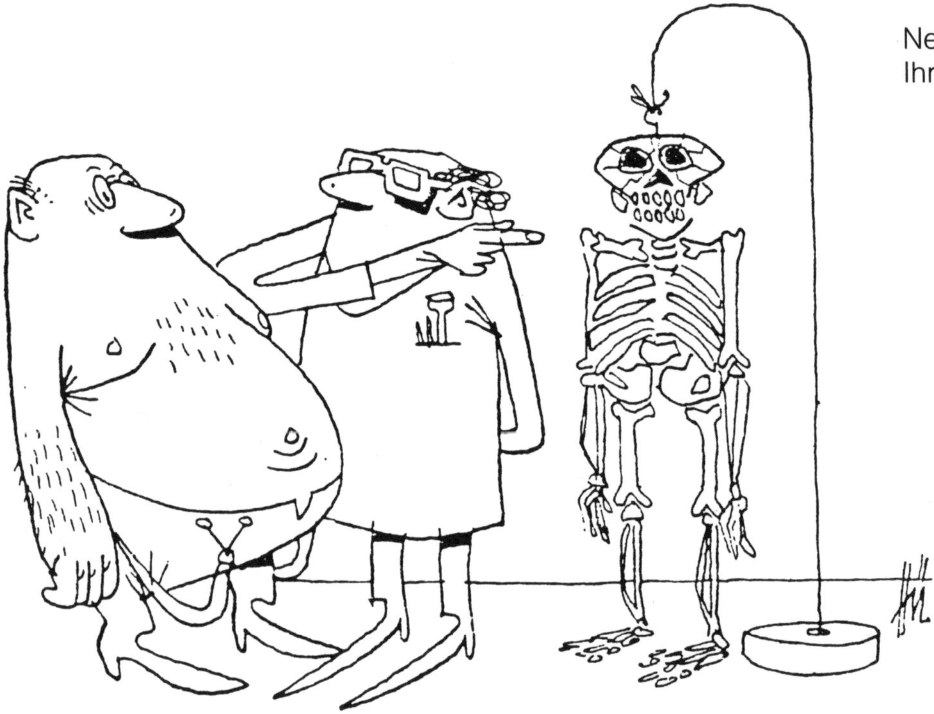

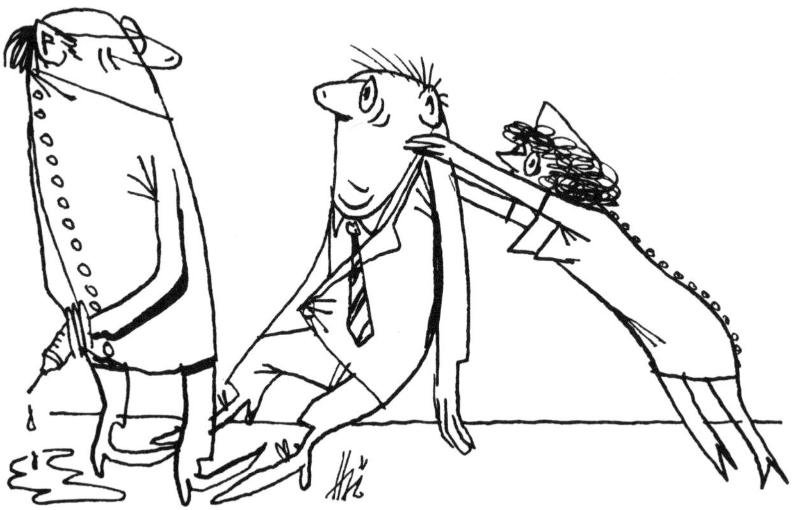

. . . und stemmen Sie sich nicht
gegen seine Behandlungsmethoden!

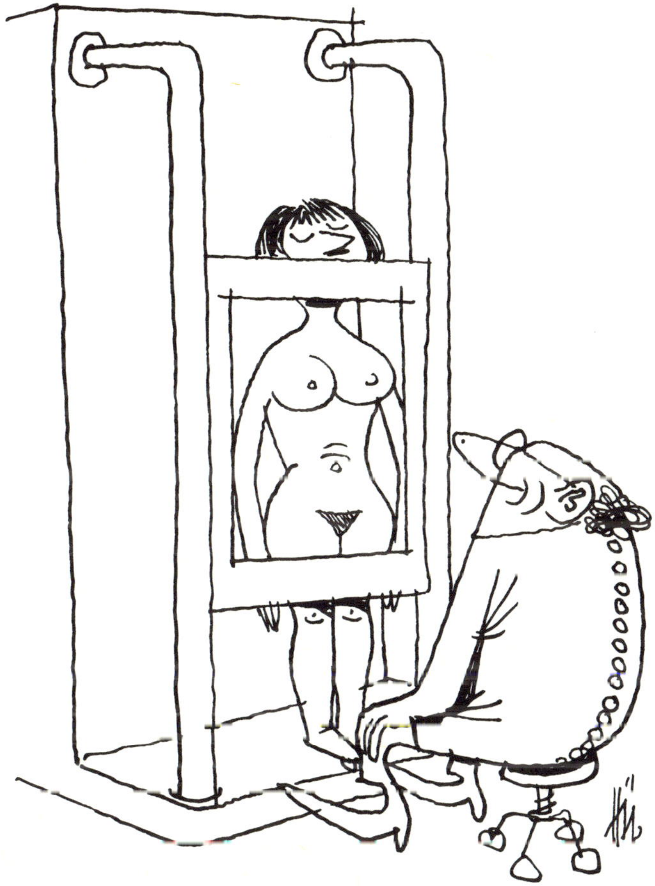

Erst anhand einer gründlichen Untersuchung kann der Arzt eine genaue Diagnose stellen.

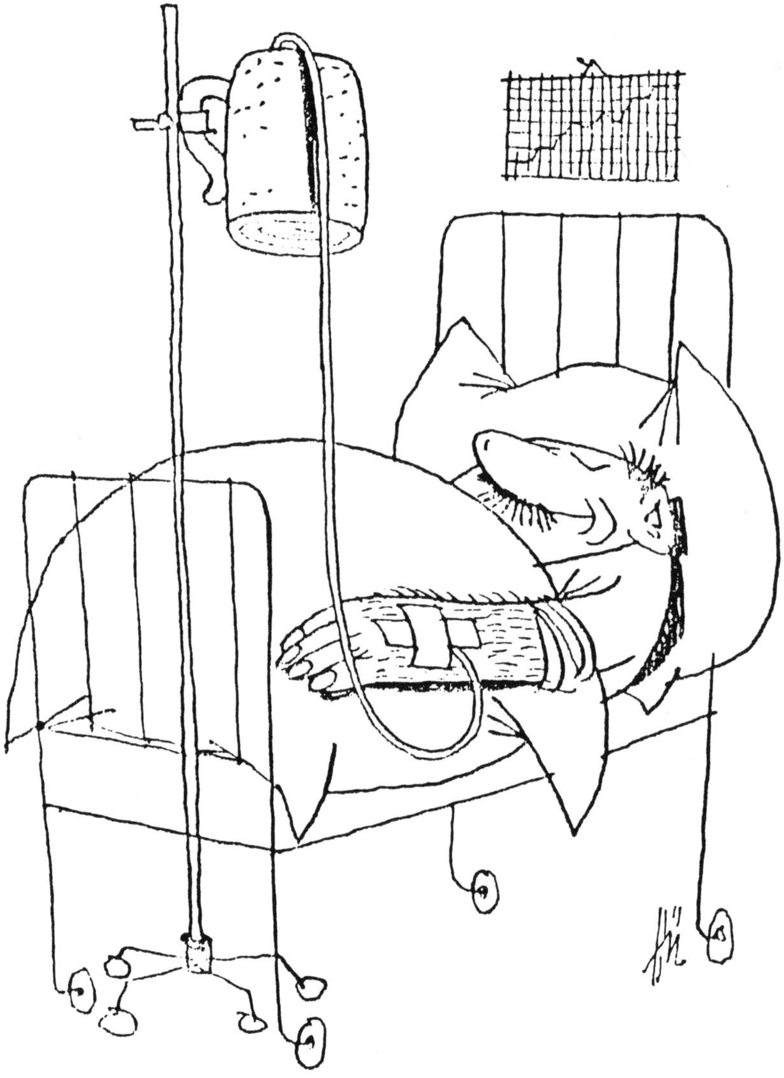

Oft ist ein stationärer Aufenthalt nicht zu vermeiden.

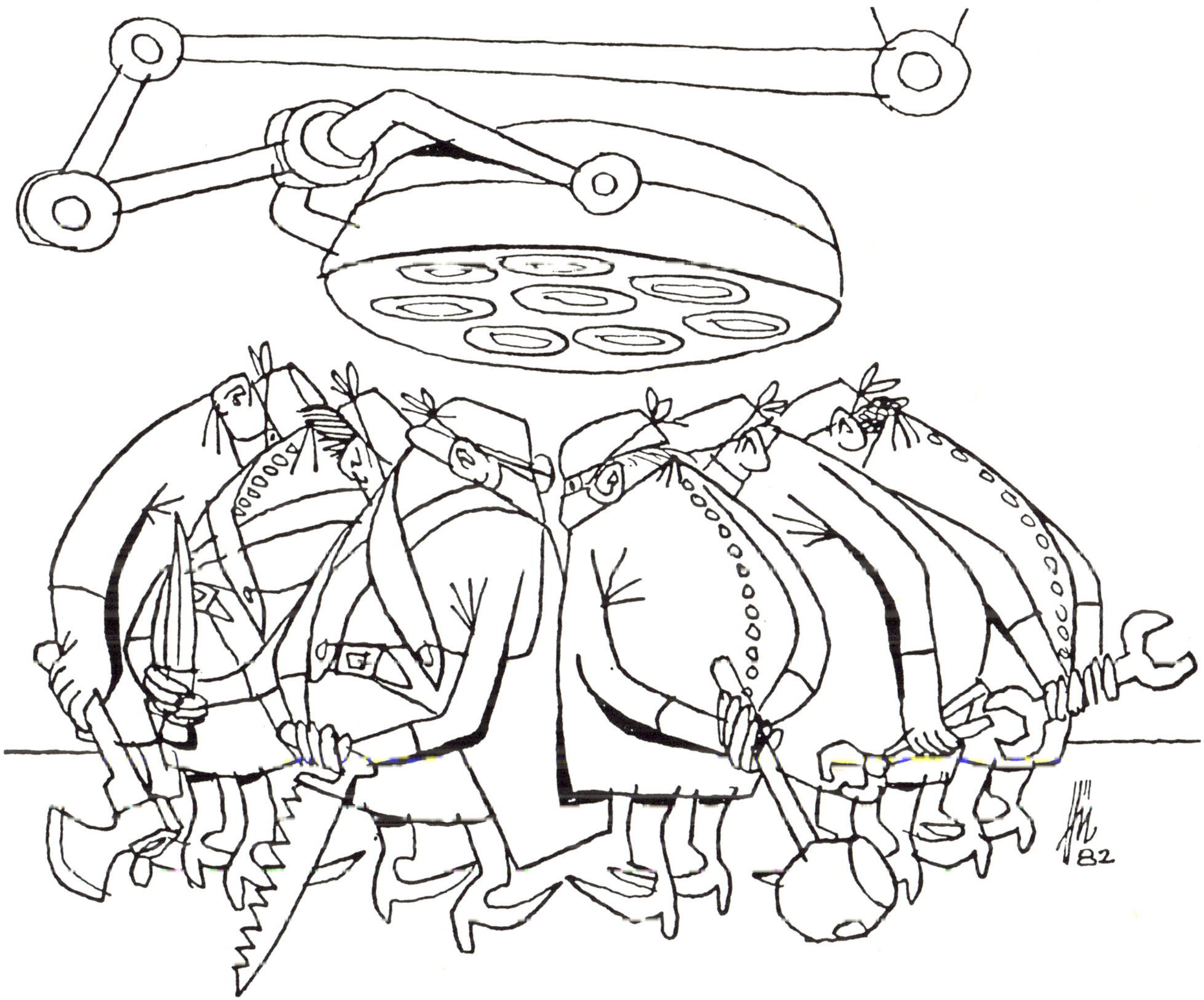

Im Falle einer Operation sollten Sie zu Ihrer eigenen Sicherheit möglichst viele Spezialisten um sich scharen.

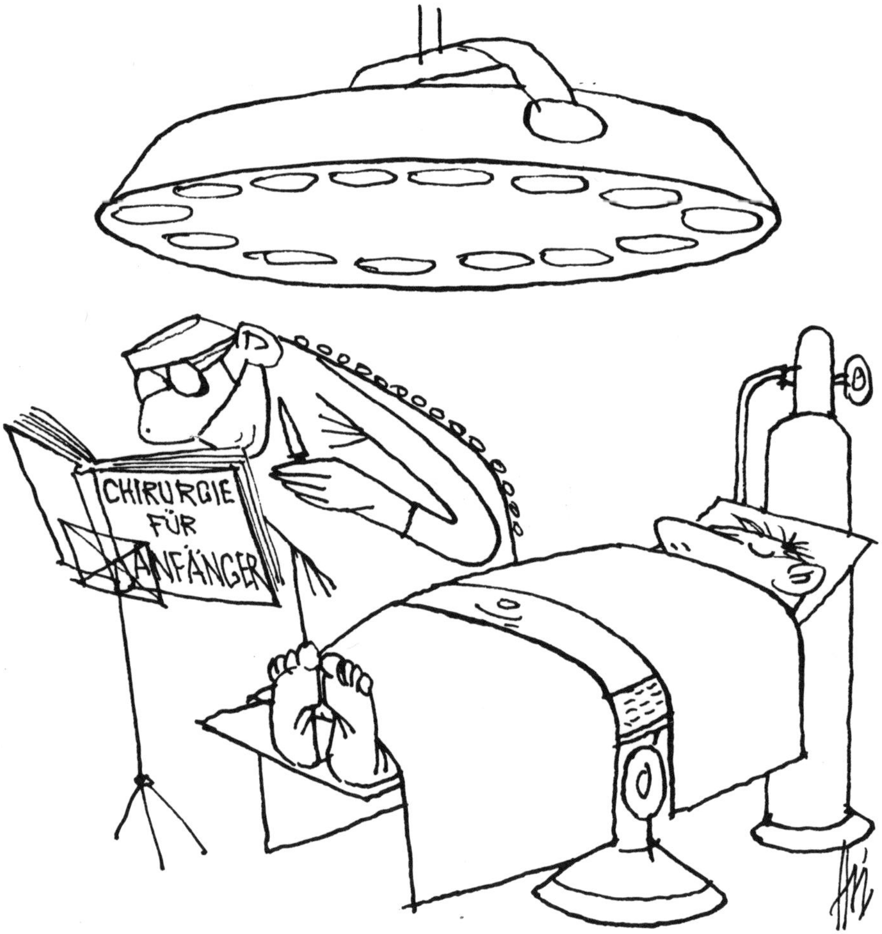

Als narkotisierter Laie ist es oft schwierig, einen guten von einem schlechten Chirurgen zu unterscheiden . . .

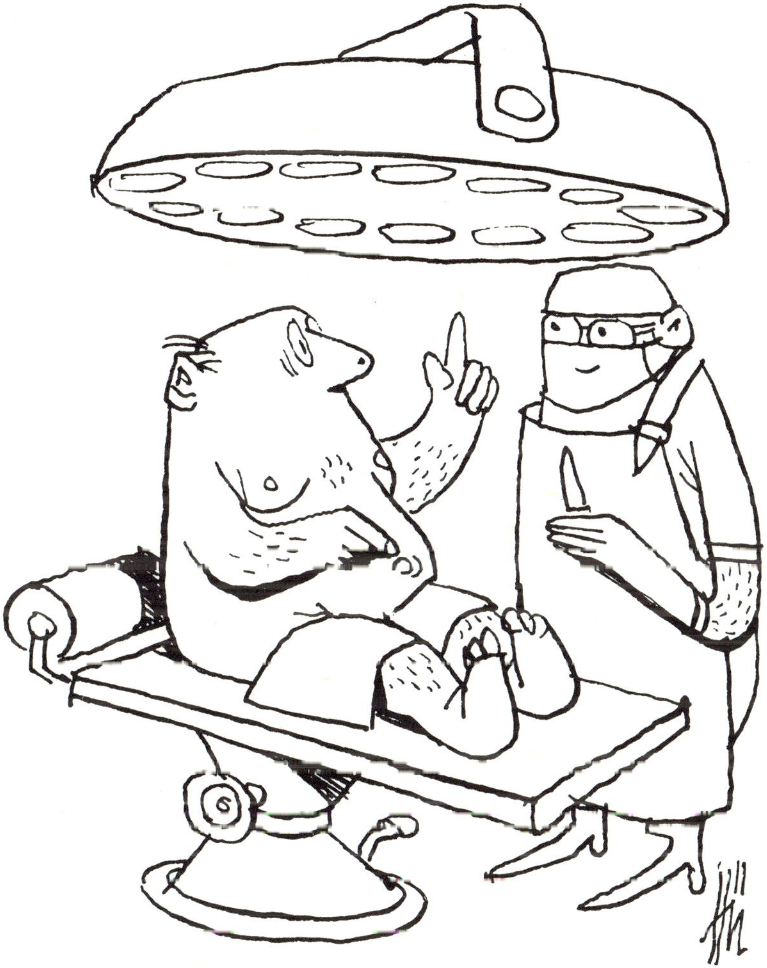

... geben Sie ruhig vor dem Eingriff noch ein paar gute Ratschläge – Ärzte schätzen das sehr.

Bei Zahnweh

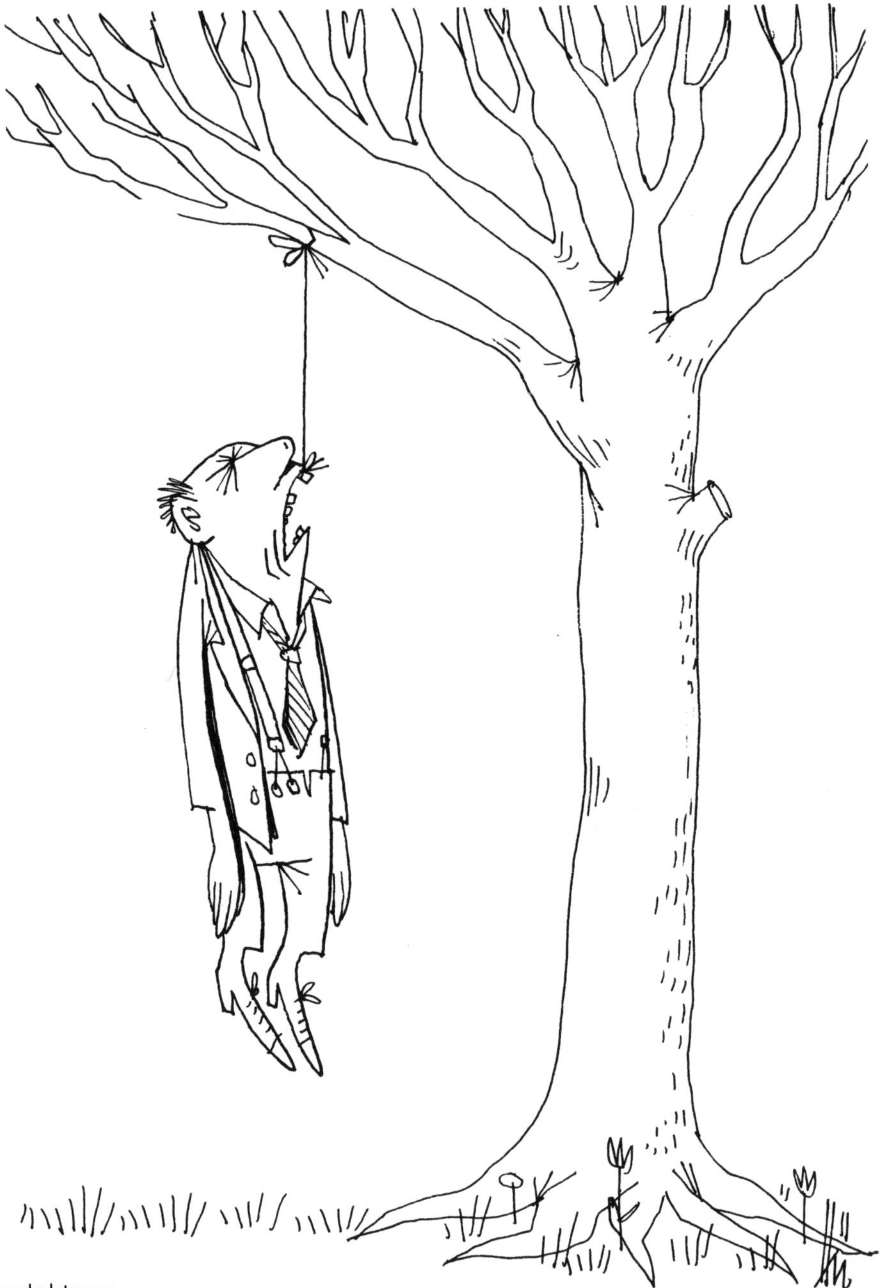

sollten Sie nicht selbst herumdoktern . . .

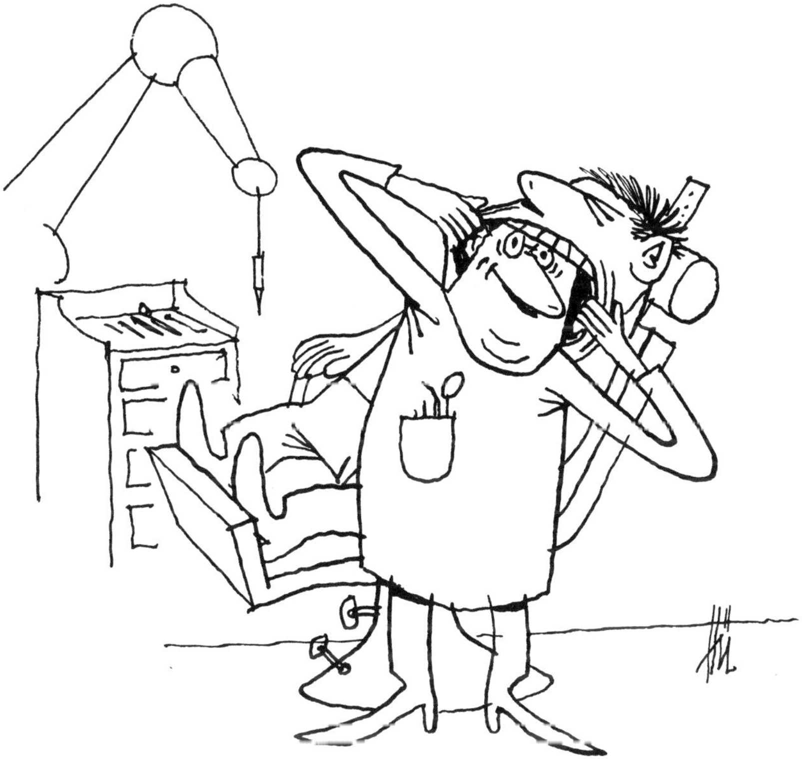

sondern gleich zum Zahnarzt gehen:

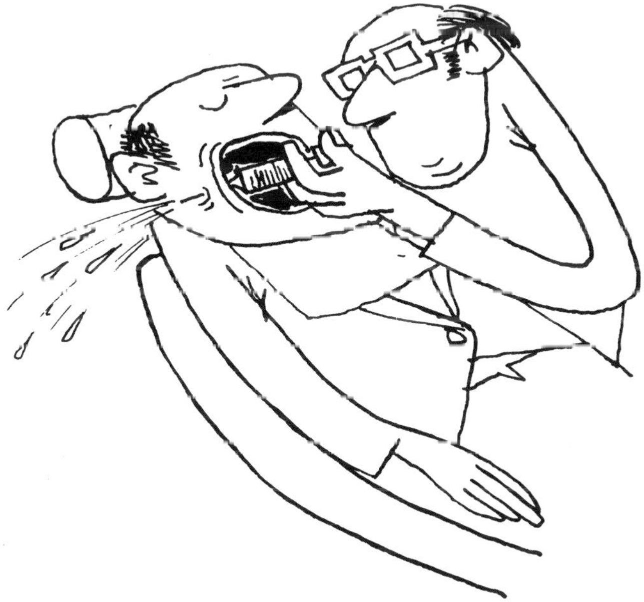

eine kleine Spritze – und schon ist's vorbei.

Was die Augen betrifft,

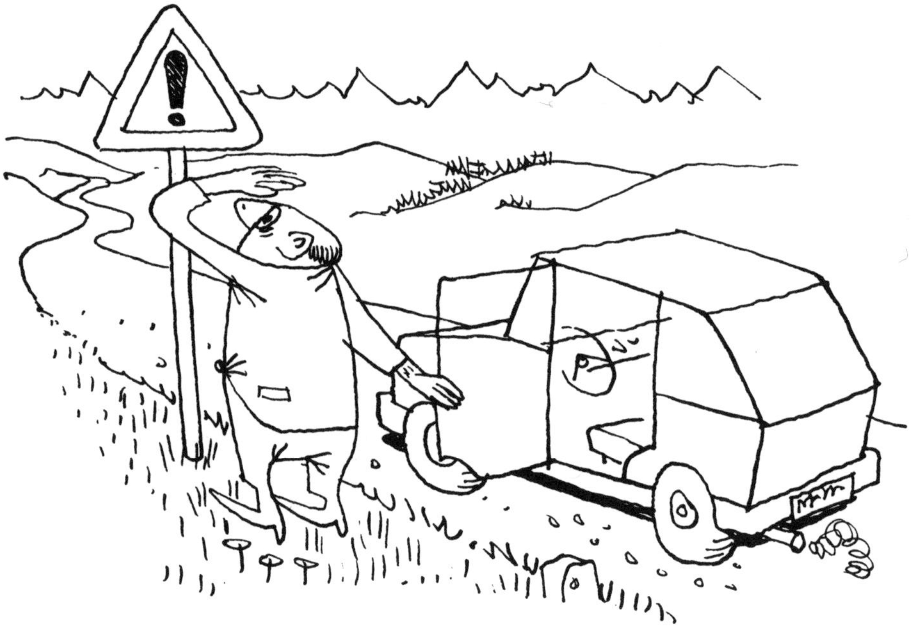

sollten Sie ebenfalls bei gewissen Anzeichen einen Augenarzt aufsuchen.

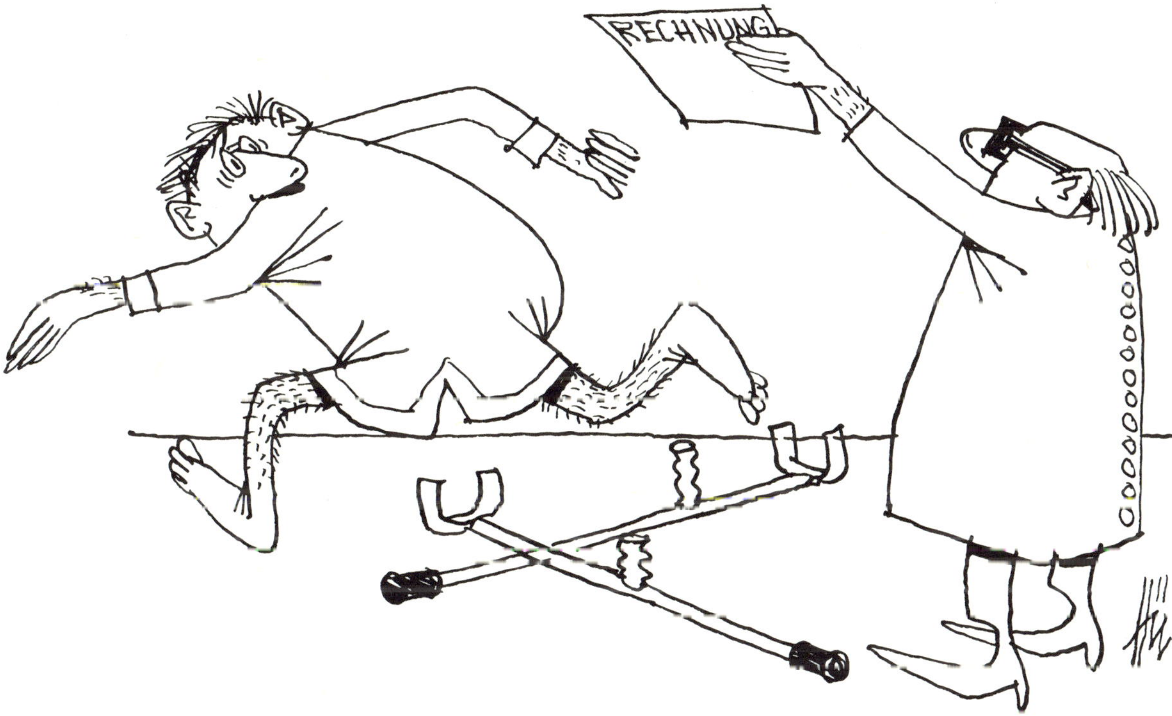

Ab und zu kann ärztliche Kunst auch wahre Wunder vollbringen...

Sonderausgabe für Adenylchemie,
durch 8 Zeichnungen von Ernst Hürlimann erweitert.

Umschlaggestaltung und Layout: Ernst Hürlimann

ISBN 3-7991-6335-2

Gesamtherstellung: Kösel, Kempten